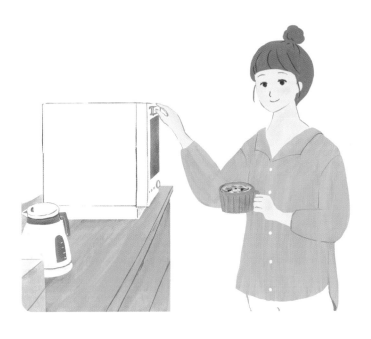

《 4 》

1人分が簡単に作れて

バリエ

スープタ に

家族がいると、自分のためだけに別メニューを作るのはちょっと大変ですよね。でも、私のダイエットスープは、1人分が電子レンジで簡単に作れるので、ダイエットを習慣化するのに最適だと思います。材料は特別な食材や調味料を極力使わないように心がけました。中華風、和風、洋風、韓国&エスニック風と、味のバリエーションが豊富につけられるので、毎日食べても飽きないというのも、習慣化にひと役買ってくれています。

ラクやせレンチンスープの
基本の作り方
HOW TO MAKE

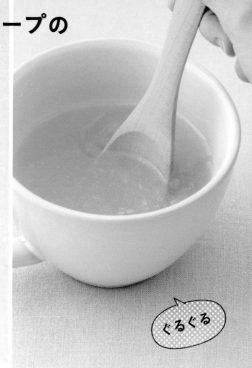

1

マグカップに
調味料を入れて

ぐるぐる

2

湯を注いで
よく混ぜる

3

具材を
加えたら

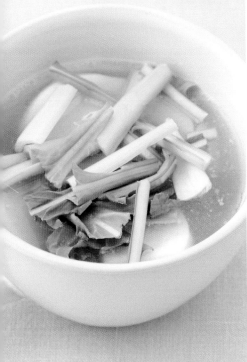

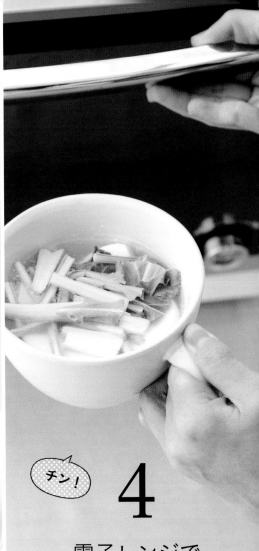

4

電子レンジで
加熱するだけ！

豆乳は
分離しないように
後入れに

CONTENTS

PART 1 中華風 やせスープ

スープに使う調味料のこと

薄味でもおいしく、バリエーション豊かなスープを作るために
基本調味料以外で必要な調味料についてまとめました。

味のベースとなる素

スープの味のベースとしてよく使うのが、和風だし、
とりガラスープの素、洋風スープの素、昆布茶の4
つ。スープを和風にするなら和風だし、洋風なら洋
風スープの素、中華風ならとりガラスープの素と
いった感じでだいたい使い分けます。昆布茶は、う
まみと塩分のバランスがよく、どのテイストのスー
プにも相性抜群。私にとっては万能調味料です。

昆布茶

北海道・道南産の真昆布を使用。真
昆布のやさしいうまみがほかの食材
のじゃまをせず、うまく調和。「スー
プの味に奥行きが出ます」
不二の昆布茶／不二食品

RINO'S
FAVORITE
ITEM

洋風
／
洋風スープの素
昆布茶

和風
／
和風だしの素
昆布茶

中華風
／
とりガラスープの素
昆布茶

. . . .

「薄味を心がけています」

ふだんから、食事は薄味を心がけています。スープ
も和風だしの素やスープの素、昆布茶などのうまみ
を上手に活用することで、塩分少なめでも満足感の
ある仕上がりに。また、まろやかな塩分とほんのり
甘みを加えたいときにおすすめなのが塩麹。腸活に
もなる発酵調味料で、和食のほか、とりハム、炒め
ものを作るときにもよく使っています。

塩麹

酵素のはたらきが、食材のうまみを
引き出す。クセがないので、さまざ
まな料理に使える。「麹の香りがふ
わっと広がる感じも好きです」
プラス糀 生塩糀／マルコメ

RINO'S
FAVORITE
ITEM

辛みをプラス

辛いものが大好きなので、スープにも辛みを加えることが多いです。キリッと強めの辛みを加えたいときは豆板醤。韓国風スープには、辛みとともに甘みもあるコチュジャンや、粗びきの韓国とうがらし、和風スープにはゆずこしょうを加えて。仕上げにふって辛みを足すときは、一味とうがらしやラー油を。ラー油は、辛みとともにコクもプラス！

風味をプラス

おろししょうがやおろしにんにくは、押し出すだけでOKのチューブタイプが便利。皮をむいたり、すりおろしたりする面倒な手間が省けますし、手も汚れません。また、カレー粉のスパイシーな風味は、食欲をそそります。仕上げにふるごまや粗びき黒こしょう、乾燥ハーブは、香りのアクセントがつくとともに、仕上がりの見た目も華やかにしてくれます。

とろみをプラス

スープにとろみをつけたいときに便利なのがとろみ粉。ふりかけタイプの顆粒状の片栗粉で、水で溶く必要がなく、スープに溶けやすくてダマにならずにとろみがつけられます。また、クラムチャウダー（P.78）のようなクリーム系のスープには米粉を。溶けやすく、やさしいとろみがつきます。

RINO'S FAVORITE ITEM

とろみ粉

独自技術により、添加物などのつなぎを一切使用せずに顆粒状にした片栗粉。ふりかけるだけでとろみがつく。「使えば使うほど、便利さを実感します」
とろみちゃん／丸三美田実郎商店

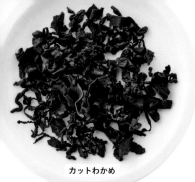

カットわかめ

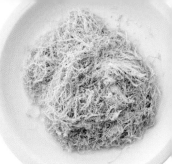

乾物

常温で保存できるのが魅力です。常にストックしているのが、カットわかめ、とろろ昆布、切り干し大根、はるさめ、桜えびなど。保存性がすぐれているだけでなく、栄養価が高いのもうれしいポイントです。

とろろ昆布

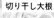
切り干し大根

はるさめ

使いたい分だけ取り出せる便利な食材

1人分のスープを作るときに便利なのが、乾物や冷凍食材。使いたいときにさっと取り出せる手軽さが◎。

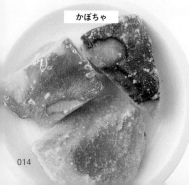

ブロッコリー

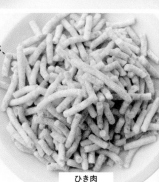

ひき肉

冷凍食材

かぼちゃ

市販の冷凍野菜は食べやすくカットしてあるので、下ごしらえの手間も省けます。ブロッコリーや刻みオクラ、かぼちゃのほかに、コーン、ほうれん草、さやいんげんなどもおすすめ。また、バラバラに凍結されたひき肉は、少量使いに超便利！

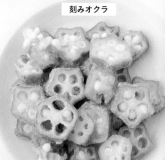

刻みオクラ

スープ作りで余ったひき肉、野菜は 肉だんごにして保存

半端に残ったひき肉や野菜は、肉だんごにしてゆで、ゆで汁とともに保存を。
こうすればおいしく使い切れて、使い勝手も抜群なんです。

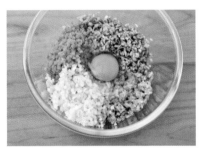

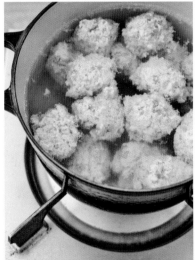

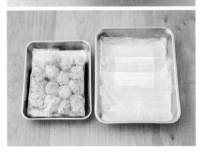

材料 作りやすい分量

好みのひき肉 …… 200 g
卵 …… 1個
好みの野菜※ …… 2〜3種類(各約50 g)
長ねぎ(または玉ねぎ) …… 30 g
Ⓐ ┌ みそ、みりん …… 各大さじ1/2
  │ 片栗粉 …… 小さじ2
  └ 昆布茶 …… 小さじ1

※肉だんごの肉だねに加える野菜は、にんじん、ごぼう、
れんこんなどの根菜やきのこなどがおすすめです。

作り方

1 好みの野菜、長ねぎはみじん切りにする。

2 ボウルにひき肉、Ⓐ、卵、1を入れ、
  粘りが出るまでよく混ぜる。

3 鍋に湯1ℓを沸かし、2を一口大に
  丸めながら入れる。煮立ったらアクを取り、
  中火で8〜10分煮る。だんごが浮き上がって
  火が通ったらでき上がり。

保存方法

肉だんごは取り出し、ゆで汁とともに完全に
冷まします。肉だんごはそのまま、ゆで汁は
200㎖ずつぐらいに分けて、それぞれ密閉式保
存袋に入れて冷蔵または冷凍保存。肉だんごは
スープや鍋ものの具に、ゆで汁はだし代わりに
使っています。

冷蔵で約3日、冷凍で約1カ月保存可

この本で使う
マグカップについて

電子レンジ
対応

直径約12cm

深さ
約7cm

容量は
450mℓ

私がスープを作るときに使っているマグカップは、容量450mℓの大きめサイズ。「スープカップ」「スープボウル」という名で売られていることも多く、具がたっぷり入るので、私の「ラクやせスープ」にぴったり！ない場合は、それは使わず、容量450mℓの深めの耐熱容器などで代用してください。小さいサイズを使うと沸きこぼれたりすることがあります。

この本の決まりごと

- 小さじ1は5mℓ、大さじ1は15mℓです。
- カロリー、たんぱく質、食物繊維の数値は、1人分です。
- 塩は精製していないもの、しょうゆは濃い口しょうゆを使用しています。みそは好みのみそを使ってください。
- 野菜や果物は特に記述がない場合でも、「洗う」「皮をむく」「へたを取る」などの下ごしらえをしてから調理に入ってください。
- 塩などの「少々」とは、親指と人さし指の2本で軽くつまんだ量、「ひとつまみ」とは、親指と人さし指、中指の3本で軽くつまんだ量です。
- 電子レンジの加熱時間は600Wのものを基準にしています。500Wなら1.2倍、700Wなら0.9倍の時間で加熱してください。
- はちみつを使っているスープは、1歳未満の乳児には食べさせないでください。
- 材料にある湯は、熱湯を使ってください。

《やせ度》について

各レシピの《やせ度》は、カロリーの値によって5段階に分け、★の数で示しています。

★ ★ ★ ★ ★	99 kcal 以下
★ ★ ★ ★ ☆	100 ～ 199 kcal
★ ★ ★ ☆ ☆	200 ～ 299 kcal
★ ★ ☆ ☆ ☆	300 ～ 399 kcal
★ ☆ ☆ ☆ ☆	400 kcal 以上

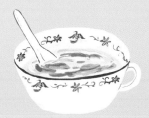

中華風
やせスープ

CHINESE STYLE
HEALTHY SOUP

/

豆板醤やラー油を使ったピリ辛系から
にんにく、しょうがでガツンとした味わい系、
とりガラベースのさっぱり系まで、バラエティ豊かにご紹介。

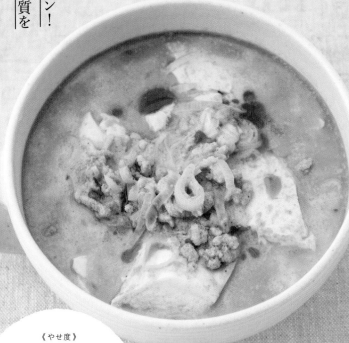

私のインスタで
人気ナンバーワン！
豆乳でたんぱく質を
たっぷり補って

《 やせ度 》
★ ★ ★ ☆ ☆

うま辛
担々スープ

| 材料 | 1人分 |

絹ごし豆腐 …… 80g
豚ひき肉(ざっとほぐす)
　　…… 30g
豆乳(成分無調整) …… 100㎖
長ねぎ(小口切り) …… 5㎝

Ⓐ┌ おろしにんにく(チューブ) …… 2㎝
　│ 白すりごま …… 大さじ1
　│ 豆板醤 …… 小さじ1
　└ とりガラスープの素 …… 小さじ1/2
湯 …… 100㎖
ラー油 …… 適量

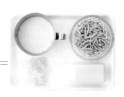

| 作り方 |

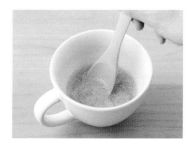

1 マグカップに
Ⓐ、湯を入れて混ぜる。

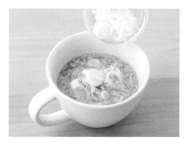

2 豆腐、ひき肉、長ねぎを加え、
電子レンジで約5分加熱する。

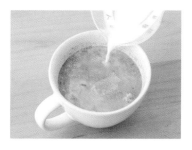

3 豆乳を加えて混ぜ、
ラー油をかける。
豆腐をくずしながら食べる。

221kcal ｜ たんぱく質 15.4g ｜ 食物繊維 2.5g

・担々スープの味バリエ・

黒ごま担々スープ

219kcal ∣ たんぱく質 15.2 g ∣ 食物繊維 2.5 g

材料と作り方 1人分

1 マグカップにおろしにんにく（チューブ）2㎝、黒すりごま大さじ1、
豆板醤小さじ1、とりガラスープの素小さじ1/2、湯100㎖を入れて混ぜる。

2 絹ごし豆腐80 g 、とりひき肉（ざっとほぐす）30 g 、
長ねぎ（小口切り）5㎝を加え、電子レンジで約5分加熱する。

3 豆乳（成分無調整）100㎖を加えて混ぜ、ラー油適量をかける。
豆腐をくずしながら食べる。

ささ身担々スープ

171kcal ∣ たんぱく質 19.2 g ∣ 食物繊維 2.2 g

材料と作り方 1人分

1 マグカップにとりささ身（一口大に切る）1本（60 g ）、酒小さじ1を入れ、
電子レンジで約1分加熱する。

2 豆もやし20 g 、長ねぎ（小口切り）5㎝、おろしにんにく（チューブ）2㎝、
白すりごま大さじ1、豆板醤小さじ1、とりガラスープの素小さじ1/2、
湯100㎖を加えて混ぜ、電子レンジで約3分加熱する。

3 豆乳（成分無調整）100㎖を加えて混ぜ、ラー油適量をかける。

海鮮担々スープ

150kcal ∣ たんぱく質 13.8 g ∣ 食物繊維 1.8 g

材料と作り方 1人分

1 マグカップに冷凍シーフードミックス（流水で表面の氷をとる）60 g を
凍ったまま入れ、酒小さじ1を加え、電子レンジで約1分加熱する。

2 長ねぎ（小口切り）5㎝、おろしにんにく（チューブ）2㎝、白すりごま大さじ1、
豆板醤小さじ1、とりガラスープの素小さじ1/2、湯100㎖を加えて混ぜ、
電子レンジで約3分加熱する。

3 豆乳（成分無調整）100㎖を加えて混ぜ、ラー油適量をかける。

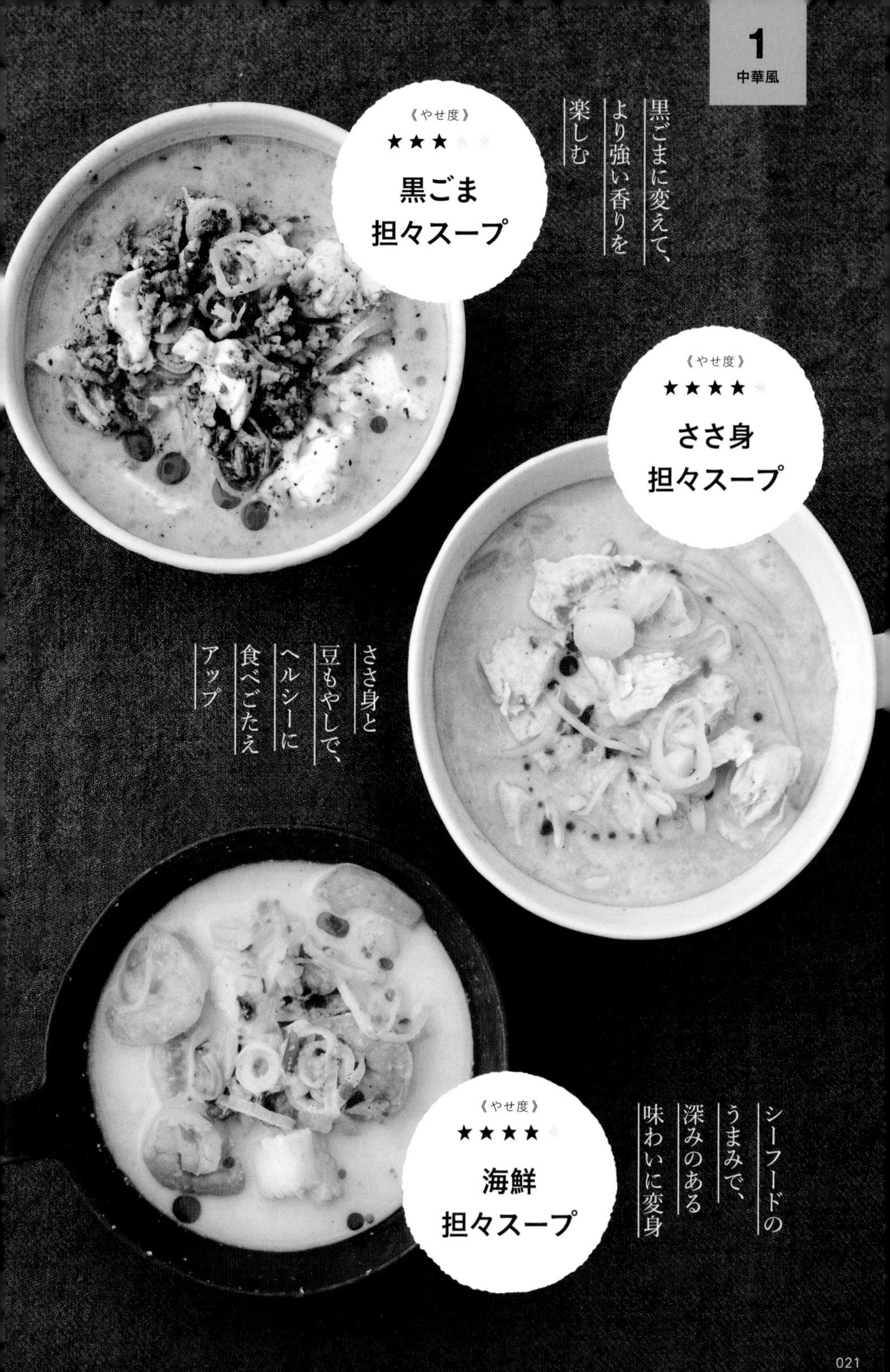

《やせ度》
★★★☆☆

黒ごま
担々スープ

黒ごまに変えて、
より強い香りを
楽しむ

《やせ度》
★★★★☆

ささ身
担々スープ

ささ身と
豆もやしで、
ヘルシーに
食べごたえ
アップ

《やせ度》
★★★★☆

海鮮
担々スープ

シーフードの
うまみで、
深みのある
味わいに変身

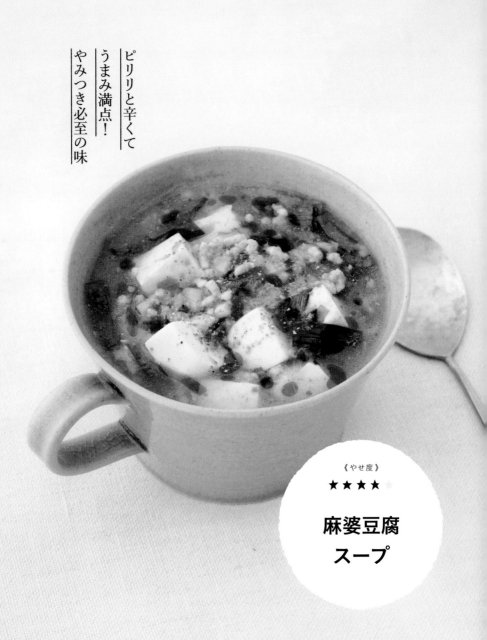

ピリリと辛くて
うまみ満点！
やみつき必至の味

《やせ度》
★★★★☆

麻婆豆腐
スープ

| 材料 | 1人分 |

絹ごし豆腐(1cm角に切る)
　……　80 g
豚ひき肉(ざっとほぐす)
　……　20 g
長ねぎ(みじん切り)　……　10cm
にら(2cm長さに切る)　……　20 g

Ⓐ おろしにんにく(チューブ)　……　2cm
　おろししょうが(チューブ)　……　2cm
　とろみ粉　……　小さじ2
　とりガラスープの素、豆板醤　……　各小さじ1
湯　……　200mℓ
ラー油　……　適量
粉ざんしょう　……　適量

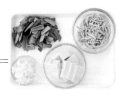

| 作り方 |

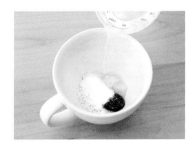

1 マグカップに
Ⓐ、湯を入れて混ぜる。

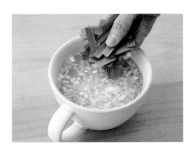

2 豆腐、ひき肉、
長ねぎ、にらを加え、
電子レンジで約3分加熱する。

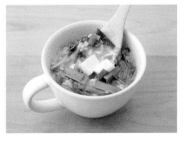

3 とろみがつくまでよく混ぜ、
ラー油、粉ざんしょうを
かける。

137kcal ｜ たんぱく質 9.0 g ｜ 食物繊維 2.0 g

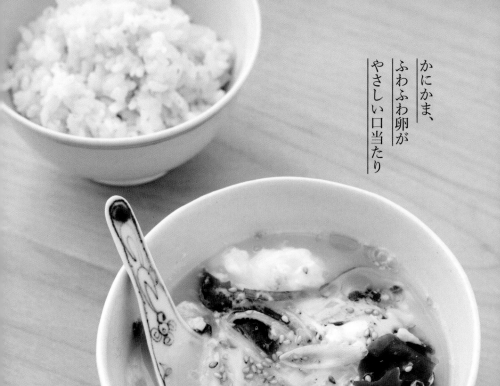

かにかま、ふわふわ卵がやさしい口当たり

《やせ度》
★★★★☆

かにたま
スープ

材料 1人分

かに風味かまぼこ …… 1本(8g)
溶き卵 …… 1個分
長ねぎ(斜め薄切り) …… 5cm
カットわかめ …… 小さじ1(1g)

Ⓐ ┌ とりガラスープの素 …… 小さじ1
　 └ 塩 …… 少々

湯 …… 200㎖
白いりごま …… 小さじ1
ごま油 …… 適量

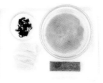

作り方

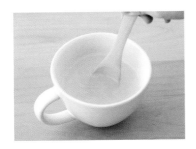

1 マグカップに
Ⓐ、湯を入れて混ぜる。

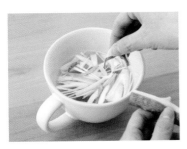

2 長ねぎ、カットわかめを加える。
かに風味かまぼこを
ほぐしながら加え、
電子レンジで約2分加熱する。

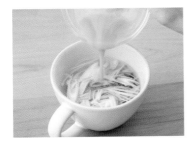

3 溶き卵を流し入れ、
電子レンジで約2分加熱する。
白ごま、ごま油をかける。

112kcal ｜ たんぱく質 9.2g ｜ 食物繊維 0.8g

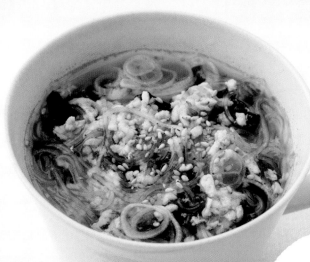

はるさめ入りで、
のどごしも
腹もちもよし！

《やせ度》
★★★★☆

ひき肉とわかめの ピリ辛はるさめ スープ

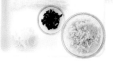

104kcal ｜ たんぱく質 6.3 g ｜ 食物繊維 1.5 g

材料 1人分

とりひき肉(ざっとほぐす) …… 30 g
カットわかめ …… 小さじ1 (1 g)
長ねぎ(小口切り) …… 5cm
緑豆はるさめ(カットタイプ) …… 10 g
Ⓐ ┌ 豆板醤、とりガラスープの素
　　└ …… 各小さじ1
湯 …… 200㎖
白いりごま …… 適量

作り方

1 マグカップにⒶ、
湯を入れて混ぜる。

2 はるさめ、カットわかめ、
ひき肉、長ねぎを加え、
電子レンジで約3分加熱する。

3 そのまま約2分待ち、
白ごまをかける。

《 やせ度 》

★ ★ ★ ★ ★

大根としいたけの
とろみ
スープ

とろみを
つけるから、
最後まで熱々で
食べられる

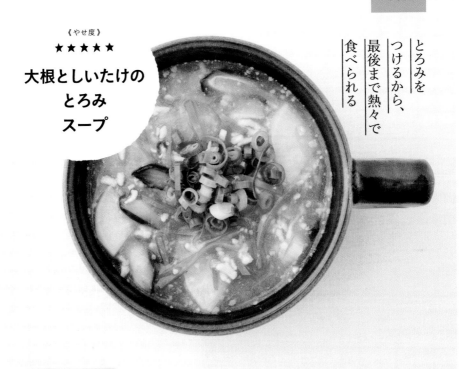

98kcal ｜ **たんぱく質** 6.5 g ｜ **食物繊維** 4.0 g

【 材料 】 1人分

とりひき肉（ざっとほぐす） …… 20 g

大根（薄いいちょう切り） …… 60 g

にんじん（せん切り） …… 20 g

生しいたけ（薄切り） …… 1枚

Ⓐ ┌ おろしにんにく（チューブ） …… 2cm

　　 とろみ粉 …… 小さじ2

　　 とりガラスープの素、オイスターソース

　　└ …… 各小さじ1

湯 …… 200㎖

万能ねぎ（小口切り） …… 適量

【 作り方 】

1 マグカップにⒶ、
　 湯を入れて混ぜる。

2 ひき肉、大根、にんじん、
　 しいたけを加え、
　 電子レンジで約3分加熱する。

3 とろみがつくまでよく混ぜ、
　 万能ねぎをのせる。

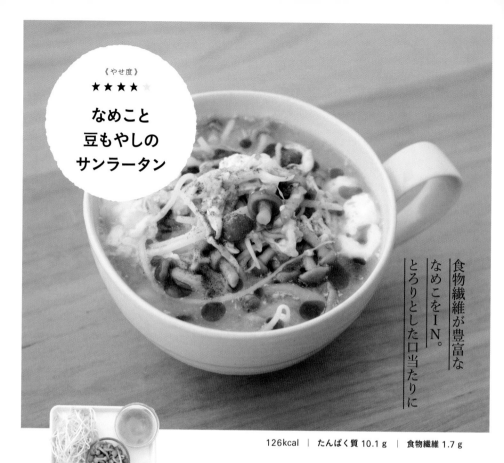

《やせ度》
★★★★☆

なめこと豆もやしのサンラータン

食物繊維が豊富な
なめこをIN。
とろりとした口当たりに

126kcal ｜ たんぱく質 10.1g ｜ 食物繊維 1.7g

| 材料 | 1人分

溶き卵 …… 1個分
なめこ（さっと洗う）…… 1/2パック（50g）
豆もやし …… 30g
Ⓐ[しょうゆ …… 大さじ1/2
　 とりガラスープの素 …… 小さじ1
湯 …… 200㎖
酢 …… 大さじ1
ラー油 …… 少々
こしょう …… 適量

| 作り方

1 マグカップにⒶ、
湯を入れて混ぜる。

2 なめこ、豆もやしを加え、
電子レンジで約3分加熱する。

3 全体を混ぜて溶き卵を流し入れ、
静かに1回混ぜる。
酢、ラー油、こしょうをかける。

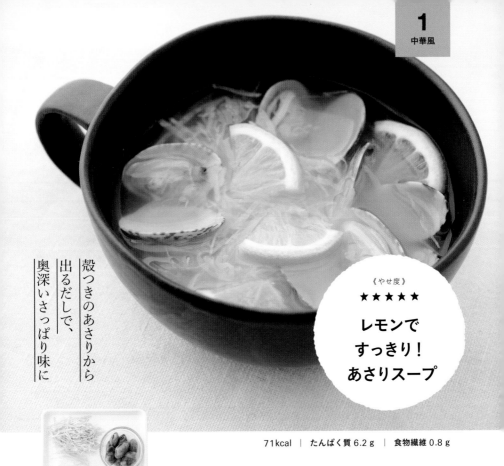

《やせ度》
★★★★★

**レモンで
すっきり！
あさりスープ**

殻つきのあさりから
出るだしで、
奥深いさっぱり味に

71kcal ｜ たんぱく質 6.2 g ｜ 食物繊維 0.8 g

[材料] 1人分

冷凍あさり(殻つき) …… 80 g
玉ねぎ(薄切り) …… 1/10個(20 g)
キャベツ(せん切り) …… 30 g
Ⓐ ┌ おろしにんにく(チューブ) …… 2cm
　　│ 酒 …… 20㎖
　　│ レモン汁 …… 大さじ1
　　│ とりガラスープの素 …… 小さじ1
　　└ 塩 …… ひとつまみ
湯 …… 180㎖
レモン(国産、薄いいちょう切り) …… 適量

[作り方]

1 マグカップにⒶ、
湯を入れて混ぜる。

2 あさりを凍ったまま、
玉ねぎ、キャベツを加え、
電子レンジで約4分加熱する。

3 レモンをのせる。

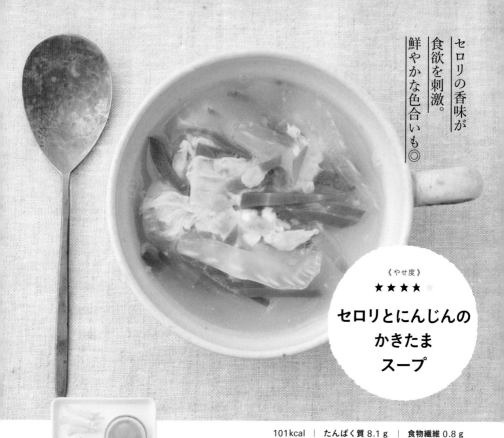

セロリの香味が
食欲を刺激。
鮮やかな色合いも◎

《 やせ度 》
★★★★☆

セロリとにんじんの
かきたま
スープ

101kcal ｜ たんぱく質 8.1 g ｜ 食物繊維 0.8 g

| 材料 | 1人分 |

溶き卵 …… 1個分
セロリの茎（斜め薄切り）…… 20 g
にんじん（細切り）…… 20 g
Ⓐ ［ とりガラスープの素 …… 小さじ1/2
　　 塩 …… ひとつまみ
湯 …… 200㎖

| 作り方 |

1 マグカップにⒶ、
湯を入れて混ぜる。

2 セロリ、にんじんを加え、
電子レンジで約3分加熱する。

3 全体を混ぜて溶き卵を流し入れ、
静かに1回混ぜる。

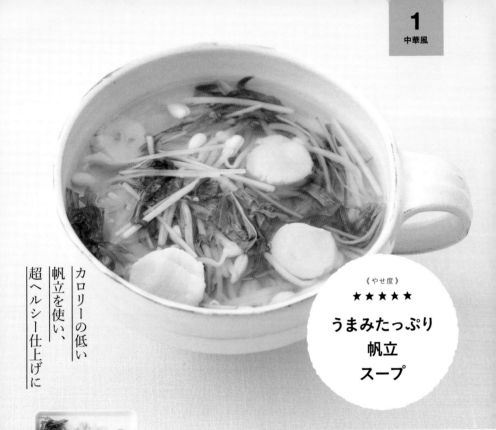

《 やせ度 》
★ ★ ★ ★ ★

うまみたっぷり 帆立 スープ

カロリーの低い
帆立を使い、
超ヘルシー仕上げに

38kcal ｜ たんぱく質 5.0 g ｜ 食物繊維 1.2 g

材料 1人分

冷凍帆立貝柱(厚みを半分に切る)
　　…… 2個(20 g)
豆もやし …… 20 g
水菜(4cm長さに切る) …… 20 g
Ⓐ 昆布茶 …… 小さじ1
　 とりガラスープの素 …… 小さじ1/2
湯 …… 200㎖

作り方

1 マグカップにⒶ、
湯を入れて混ぜる。

2 帆立を凍ったまま、
豆もやし、水菜を加え、
電子レンジで約3分加熱する。

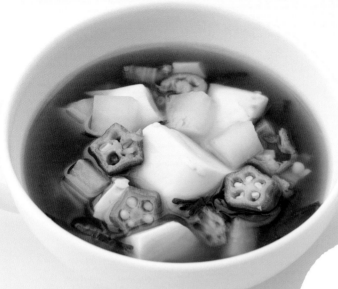

オクラの粘り成分が
糖や脂質の吸収を
抑えてくれる

《やせ度》

★ ★ ★ ★ ★

刻みオクラと
豆腐の
うまみスープ

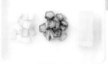

73kcal ｜ たんぱく質 6.0 g ｜ 食物繊維 2.8 g

材料 1人分

絹ごし豆腐 …… 80 g
大根(8mm角に切る) …… 30 g
冷凍刻みオクラ …… 20 g
Ⓐ ［ 塩昆布 …… 大さじ1 (5 g)
　 とりガラスープの素 …… 小さじ1
湯 …… 200mℓ

作り方

1 マグカップにⒶ、
湯を入れて混ぜる。

2 大根、豆腐、
オクラを凍ったまま加え、
電子レンジで約2分加熱する。
豆腐をくずしながら食べる。

とろみのある
なめこと
ふわふわ卵が
ベストマッチ

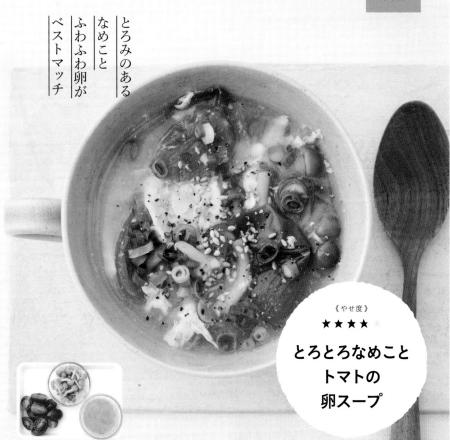

《 やせ度 》
★ ★ ★ ★

とろとろなめこと
トマトの
卵スープ

材料 1人分

溶き卵 …… 1個分
ミニトマト(半分に切る) …… 5個
なめこ(さっと洗う)
　　…… 1/2パック(50g)
とりガラスープの素 …… 小さじ1
湯 …… 200㎖
万能ねぎ(小口切り)、白いりごま、
　　粗びき黒こしょう
　　…… 各適量

作り方

1 マグカップにとりガラスープの素、
湯を入れて混ぜる。

2 ミニトマト、なめこを加え、
電子レンジで約3分加熱する。

3 全体を混ぜて溶き卵を流し入れ、
静かに1回混ぜる。
万能ねぎ、白ごま、黒こしょうを
ふる。

141kcal ｜ たんぱく質 9.9g ｜ 食物繊維 2.2g

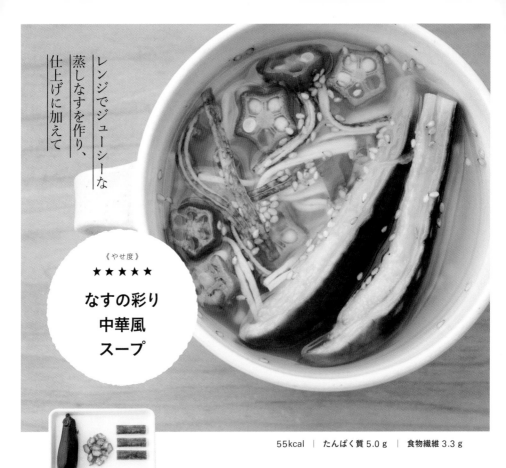

レンジでジューシーな
蒸しなすを作り、
仕上げに加えて

《やせ度》
★ ★ ★ ★ ★

なすの彩り中華風スープ

55kcal ｜ たんぱく質 5.0 g ｜ 食物繊維 3.3 g

材料　1人分

かに風味かまぼこ
　…… 3本
なす …… 大1本（100 g）
冷凍刻みオクラ …… 20 g
Ⓐ ┌ とりガラスープの素
　　│　…… 小さじ1/2
　　└ 塩 …… ひとつまみ
湯 …… 200㎖
白いりごま …… 適量

作り方

1 なすは洗ってようじで全体に 10 〜 15 カ所刺す。
　水けがついたままラップで包み、
　電子レンジで約 2 分加熱する。
　ラップごと氷水につけ、粗熱をとる。

2 マグカップにⒶ、湯を入れて混ぜる。

3 オクラを凍ったまま、かに風味かまぼこを
　ほぐしながら加え、電子レンジで約 2 分加熱する。

4 なすのへたを取り、手で縦に裂いて加える。
　白ごまをかける。

《やせ度》
★ ★ ★ ★

ジューシー
厚揚げ
スープ

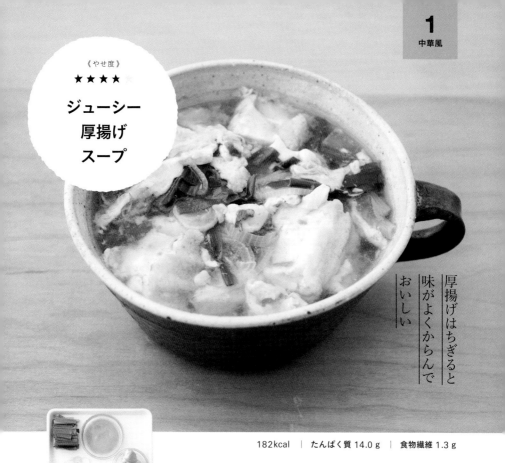

厚揚げはちぎると
味がよくからんで
おいしい

182kcal ｜ たんぱく質 14.0 g ｜ 食物繊維 1.3 g

| 材料 | 1人分

厚揚げ（小さめの一口大にちぎる）
　……50 g
溶き卵 …… 1個分
長ねぎ（小口切り）…… 5㎝
にら（4㎝長さに切る）…… 20 g
Ⓐ とりガラスープの素、
　　オイスターソース …… 各小さじ1
　豆板醤 …… 小さじ1/2
湯 …… 200㎖

| 作り方 |

1 マグカップにⒶ、
　　湯を入れて混ぜる。

2 厚揚げ、長ねぎ、にらを加え、
　　電子レンジで約4分加熱する。

3 全体を混ぜて溶き卵を流し入れ、
　　静かに1回混ぜる。

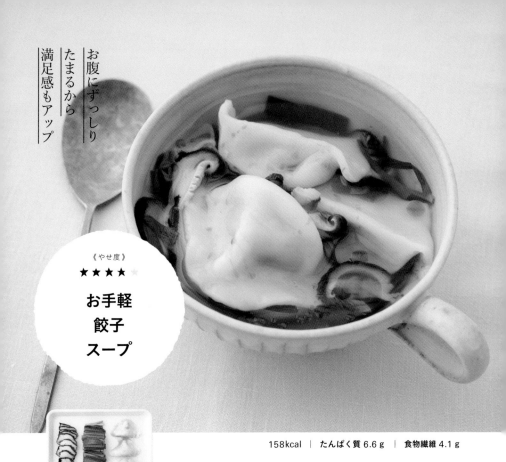

お腹にずっしり
たまるから
満足感もアップ

《やせ度》
★★★★☆

お手軽
餃子
スープ

158kcal ｜ たんぱく質 6.6 g ｜ 食物繊維 4.1 g

材料 1人分

冷凍餃子 …… 3個
生しいたけ(薄切り) …… 1枚
にら(4cm長さに切る) …… 20 g
Ⓐ ┌ 酢 …… 大さじ1/2
　　└ とりガラスープの素 …… 小さじ1
湯 …… 200mℓ
ラー油 …… 適量

作り方

1 マグカップに Ⓐ、
湯を入れて混ぜる。

2 餃子を凍ったまま、
しいたけ、にらを加え、
電子レンジで約3分加熱する。

3 ラー油をかける。

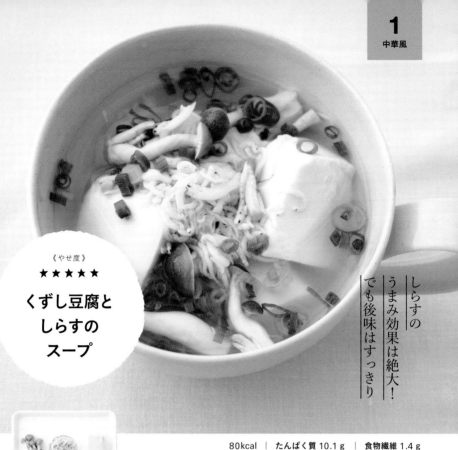

《やせ度》
★★★★★

くずし豆腐と
しらすの
スープ

しらすの
うまみ効果は絶大！
でも後味はすっきり

80kcal ｜ たんぱく質 10.1 g ｜ 食物繊維 1.4 g

| 材料 | 1人分

絹ごし豆腐 …… 80 g
しらす干し …… 小1パック(20 g)
しめじ(ほぐす) …… 1/5パック(20 g)
とりガラスープの素 …… 小さじ1
湯 …… 200㎖
万能ねぎ(小口切り) …… 適量

| 作り方

1 マグカップにとりガラスープの素、
湯を入れて混ぜる。

2 豆腐、しめじ、しらす干しを加え、
電子レンジで約2分加熱する。

3 万能ねぎをふり、
豆腐をくずしながら食べる。

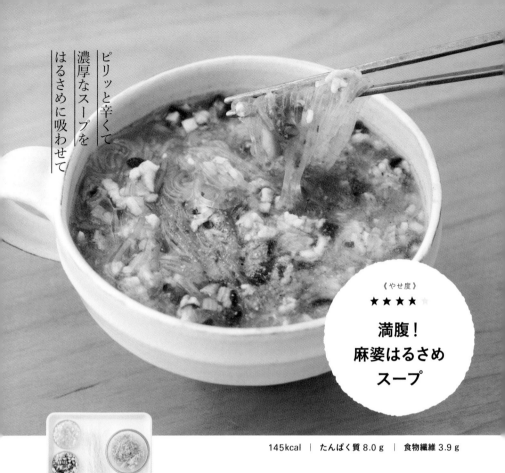

ピリッと辛くて
濃厚なスープを
はるさめに吸わせて

《やせ度》
★★★★☆

**満腹！
麻婆はるさめ
スープ**

145kcal ｜ たんぱく質 8.0g ｜ 食物繊維 3.9g

材料 1人分

とりひき肉(ざっとほぐす) …… 30g
緑豆はるさめ(カットタイプ) …… 10g
生しいたけ(粗みじん切り) …… 1枚
長ねぎ(みじん切り) …… 10cm
Ⓐ おろしにんにく(チューブ) …… 2cm
　 おろししょうが(チューブ) …… 2cm
　 とろみ粉 …… 小さじ2
　 とりガラスープの素、豆板醤
　 　…… 各小さじ1
湯 …… 200ml
ラー油 …… 適量
粉ざんしょう …… 適量

作り方

1 マグカップにⒶ、
　湯を入れて混ぜる。

2 はるさめ、ひき肉、しいたけ、
　長ねぎを加え、
　電子レンジで約3分加熱する。

3 とろみがつくまでよく混ぜたら、
　そのまま約2分待つ。
　ラー油、粉ざんしょうをかける。

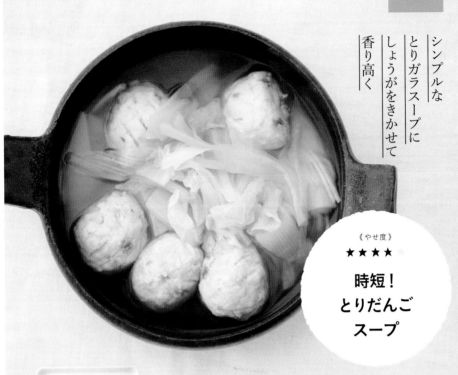

シンプルな
とりガラスープに
しょうがをきかせて
香り高く

《 やせ度 》
★ ★ ★ ★

**時短！
とりだんご
スープ**

185kcal ｜ **たんぱく質** 11.6 g ｜ **食物繊維** 2.2 g

| 材料 | 1人分 |

冷凍とりだんご …… 5個(70 g)
白菜(細切り) …… 30 g
長ねぎ(斜め薄切り) …… 10cm
Ⓐ ┌ おろししょうが(チューブ) …… 2cm
　　└ とりガラスープの素 …… 小さじ1
湯 …… 200mℓ

| 作り方 |

1 マグカップに**Ⓐ**、
　湯を入れて混ぜる。

2 とりだんごを凍ったまま、
　白菜、長ねぎを加え、
　電子レンジで約3分加熱する。

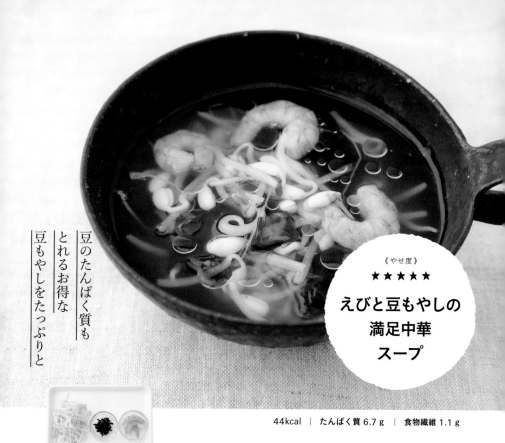

豆のたんぱく質も
とれるお得な
豆もやしを
たっぷりと

《やせ度》
★★★★★

えびと豆もやしの
満足中華
スープ

44kcal ｜ たんぱく質 6.7ｇ ｜ 食物繊維 1.1ｇ

| 材料 | 1人分 |

冷凍むきえび
　（流水で表面の氷をとる）
　　…… 4尾(25ｇ)
カットわかめ …… 小さじ1（1ｇ）
豆もやし …… 30ｇ
とりガラスープの素 …… 小さじ1
湯 …… 200㎖
ごま油 …… 適量

| 作り方 |

1 マグカップにとりガラスープの素、
湯を入れて混ぜる。

2 カットわかめ、むきえびを凍ったまま、
豆もやしを加え、
電子レンジで約2分加熱する。

3 ごま油をかける。

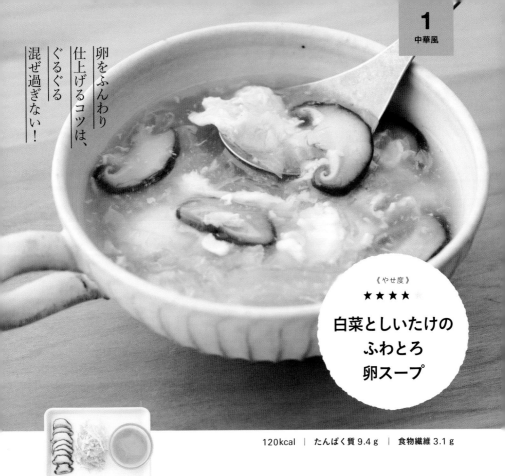

卵をふんわり
仕上げるコツは、
ぐるぐる
混ぜ過ぎない！

《やせ度》
★★★★☆

白菜としいたけの ふわとろ 卵スープ

120kcal ｜ たんぱく質 9.4ｇ ｜ 食物繊維 3.1ｇ

材料 1人分

溶き卵 …… 1個分
白菜(せん切り) …… 30ｇ
生しいたけ(薄切り) …… 1枚
Ⓐ ┌ とろみ粉 …… 小さじ2
　 ├ とりガラスープの素 …… 小さじ1
　 └ オイスターソース …… 小さじ1/2
湯 …… 200㎖

作り方

1 マグカップにⒶ、
湯を入れて混ぜる。

2 白菜、しいたけを加え、
電子レンジで約5分加熱する。

3 とろみがつくまでよく混ぜる。
溶き卵を流し入れ、
静かに1回混ぜる。

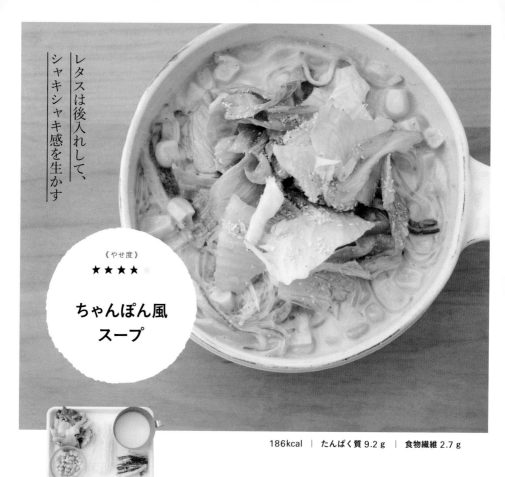

レタスは後入れして、シャキシャキ感を生かす

《やせ度》
★★★★☆

ちゃんぽん風スープ

186kcal ｜ たんぱく質 9.2 g ｜ 食物繊維 2.7 g

材料 1人分

かに風味かまぼこ（食べやすく裂く）
　　…… 3本
豆乳（成分無調整）…… 100㎖
レタス（小さめの一口大にちぎる）…… 1枚
冷凍コーン …… 20 g
緑豆はるさめ（カットタイプ）…… 10 g
A ┌ おろしにんにく（チューブ）…… 2cm
　　　おろししょうが（チューブ）…… 2cm
　　　とりガラスープの素、
　　└ 　オイスターソース …… 各小さじ1
湯 …… 150㎖
白すりごま …… 適量

作り方

1 マグカップに **A**、
湯を入れて混ぜる。

2 はるさめ、かに風味かまぼこ、
コーンを凍ったまま加え、
電子レンジで約3分加熱する。

3 豆乳を加えて混ぜ、
レタスをのせて
白ごまをかける。

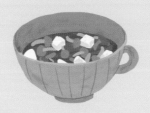

和風
やせスープ

JAPANESE STYLE
HEALTHY SOUP

/

和風だしなどのやさしい風味を生かしたスープは、
和洋中、どの献立にも合います。具材にツナやトマト、
納豆などを使った、ちょっと変わり種のみそ汁もぜひ！

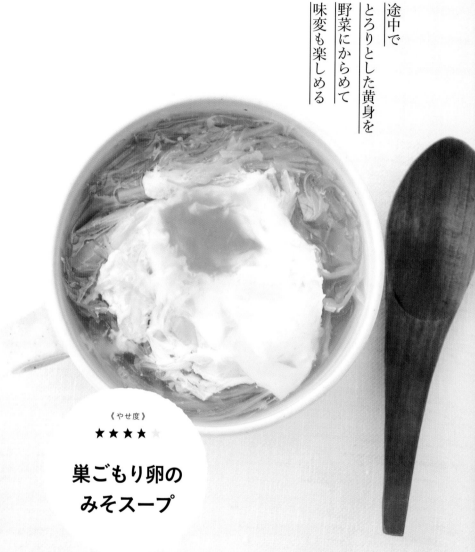

途中で
とろりとした黄身を
野菜にからめて
味変も楽しめる

《やせ度》
★★★★☆

巣ごもり卵の
みそスープ

材料 1人分

卵 ······ 1個
玉ねぎ(薄切り)
　　　 ······ 1/8個(20ｇ)
キャベツ(せん切り) ······ 30ｇ

Ⓐ ┌ みそ ······ 小さじ1
　 └ 和風だしの素(顆粒) ······ 小さじ1
湯 ······ 200㎖

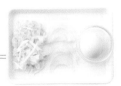

作り方

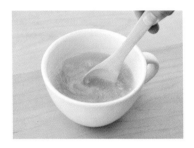

1 マグカップにⒶ、湯を入れ、
みそが溶けるまで混ぜる。

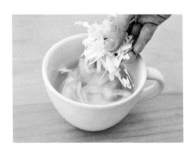

2 玉ねぎ、キャベツを加え、
電子レンジで約3分加熱する。

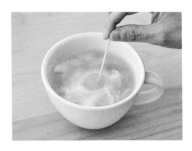

3 卵を割り入れ、ようじで黄身に
5カ所穴をあける※。
電子レンジで
卵に好みの加減で熱が通るまで
30〜40秒加熱する。

※穴をあけておくと、加熱中に卵が破裂しない。

117kcal ｜ たんぱく質 9.2ｇ ｜ 食物繊維 1.1ｇ

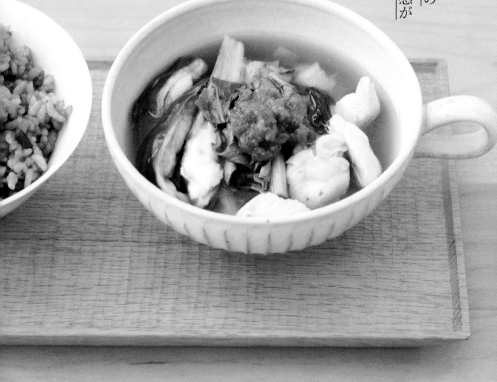

とろとろなすの
じゅわ〜っと感が
やみつきに！

材料 1人分

とりささ身(一口大に切る)
…… 1本(60g)
なす …… 1本(80g)
小松菜(5cm長さに切る)
…… 20g

Ⓐ 塩昆布 …… 大さじ1(5g)
昆布茶 …… 小さじ1
湯 …… 200㎖
梅干し(塩分8%・梅肉を刻む)
…… 1個(正味7g)

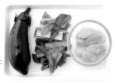

作り方

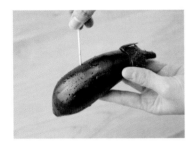

1 なすは洗ってようじで
全体に10〜15カ所刺す。
水けがついたままラップで
包み、電子レンジで約2分
加熱する。

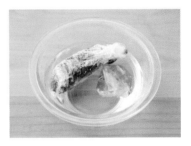

2 ラップごと氷水につけ、
粗熱をとる。

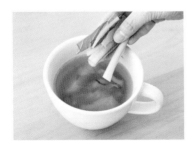

3 マグカップにⒶ、湯を
入れて混ぜる。ささ身、
小松菜を加え、電子レンジ
で約2分加熱する。

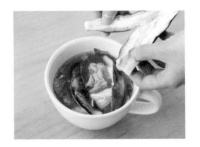

4 なすのへたを取り、
手で縦に裂いて加える。
梅肉をのせる。

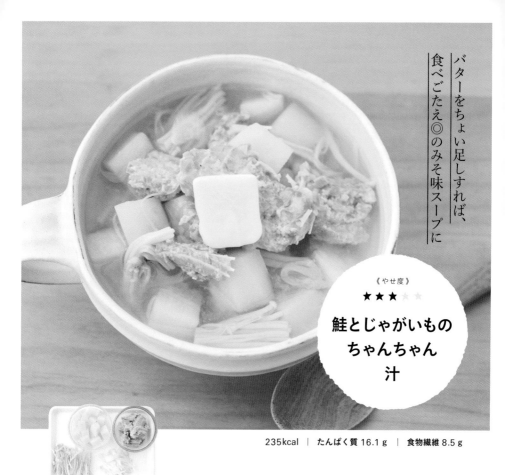

バターをちょい足しすれば、食べごたえ◎のみそ味スープに

《やせ度》
★ ★ ★ ☆ ☆

鮭とじゃがいもの ちゃんちゃん汁

235kcal ｜ たんぱく質 16.1 g ｜ 食物繊維 8.5 g

| 材料 | 1人分

鮭の水煮缶(缶汁をきる)
　　…… 1/2缶(正味55ｇ)
じゃがいも(8mm角に切る) …… 1/2個(80ｇ)
長ねぎ(斜め薄切り) …… 5cm
えのきたけ(4cm長さに切る)
　　…… 1/5パック(20ｇ)
Ⓐ ┌ おろししょうが(チューブ) …… 2cm
　 │ みそ …… 小さじ1
　 └ 和風だしの素(顆粒) …… 小さじ1
湯 …… 200ml
バター …… 3ｇ

| 作り方

1 マグカップにⒶ、湯を入れ、みそが溶けるまで混ぜる。

2 じゃがいも、長ねぎ、えのきたけを加え、電子レンジで約5分加熱する。

3 鮭の水煮、バターをのせる。

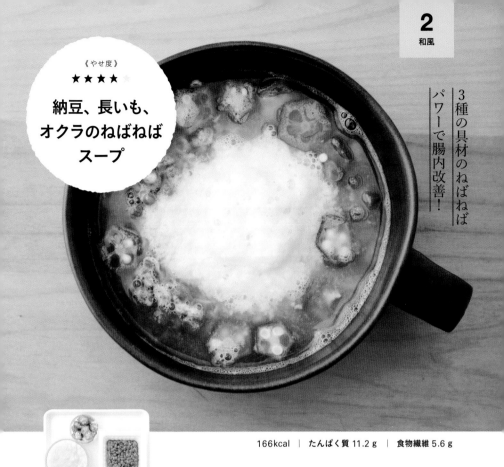

3種の具材のねばねば
パワーで腸内改善！

《 やせ度 》
★★★★☆

納豆、長いも、オクラのねばねばスープ

166kcal　｜　**たんぱく質** 11.2 g　｜　**食物繊維** 5.6 g

材料　1人分

小粒納豆（添付のたれを加える）
　…… 1パック（50 g）
冷凍刻みオクラ …… 20 g
長いも（すりおろす）…… 80 g
Ⓐ┌ みそ …… 小さじ1
　└ 昆布茶 …… 小さじ1/2
湯 …… 200㎖

作り方

1 マグカップにⒶ、湯を入れ、みそが溶けるまで混ぜる。

2 納豆、オクラを凍ったまま加え、電子レンジで約2分加熱する。

3 長いもを加え、よく混ぜて食べる。

デトックスなめこおろしスープ

80kcal | たんぱく質 6.2 g | 食物繊維 3.0 g

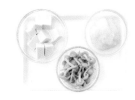

| **材料** | 1人分

絹ごし豆腐（1cm角に切る）…… 80 g
なめこ（さっと洗う）
　　…… 1/2パック（50 g）
大根おろし（軽く汁けをきる）…… 50 g
Ⓐ［昆布茶、しょうゆ …… 各小さじ1
湯 …… 200㎖
白いりごま、刻みのり …… 各適量

| **作り方** |

1 マグカップにⒶ、
湯を入れて混ぜる。

2 なめこ、豆腐を加え、
電子レンジで約2分加熱する。

3 大根おろしをのせ、
白ごまをかけてのりをのせる。

きのことはんぺんのボリュームスープ

73kcal | たんぱく質 7.2 g | 食物繊維 4.3 g

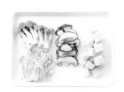

| **材料** | 1人分

はんぺん（1cm角に切る）…… 40 g
えのきたけ（4cm長さに切る）
　　…… 1/5パック（20 g）
しめじ（ほぐす）
　　…… 1/5パック（20 g）
生しいたけ（薄切り）…… 1枚
Ⓐ［昆布茶、しょうゆ …… 各小さじ1
湯 …… 200㎖
万能ねぎ（小口切り）…… 適量

| **作り方** |

1 マグカップにⒶ、
湯を入れて混ぜる。

2 はんぺん、えのきたけ、
しめじ、しいたけを加え、
電子レンジで約2分加熱する。

3 万能ねぎをふる。

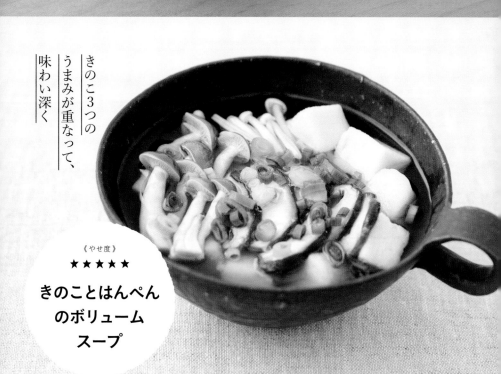

大根おろし&
なめこが、
腸内をお掃除♪

《 やせ度 》
★★★★★

デトックス
なめこおろし
スープ

きのこ3つの
うまみが重なって、
味わい深く

《 やせ度 》
★★★★★

きのことはんぺん
のボリューム
スープ

海鮮とろとろめかぶスープ

67kcal ｜ たんぱく質 9.6ｇ ｜ 食物繊維 2.3ｇ

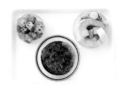

| 材料 | 1人分 |

冷凍シーフードミックス
　　（流水で表面の氷をとる） …… 60ｇ
冷凍刻みオクラ …… 20ｇ
めかぶ（味つき） …… 1パック（35ｇ）
Ⓐ しょうゆ、酢 …… 各大さじ1/2
　　 砂糖、昆布茶 …… 各小さじ1/2
湯 …… 200㎖

作り方

1 マグカップにⒶ、
　　湯を入れて混ぜる。

2 シーフードミックス、
　　オクラを凍ったまま加え、
　　電子レンジで約3分加熱する。

3 めかぶを加え、混ぜる。

キャベツとコーンの彩りみそ汁

134kcal ｜ たんぱく質 7.5ｇ ｜ 食物繊維 3.0ｇ

| 材料 | 1人分 |

とりひき肉（ざっとほぐす） …… 20ｇ
キャベツ（2㎝四方に切る） …… 50ｇ
冷凍コーン …… 20ｇ
Ⓐ みそ …… 小さじ1
　　 和風だしの素（顆粒） …… 小さじ1
湯 …… 200㎖

作り方

1 マグカップにⒶ、湯を入れ、
　　みそが溶けるまで混ぜる。

2 ひき肉、キャベツ、
　　コーンを凍ったまま加え、
　　電子レンジで約3分加熱する。

水溶性食物繊維が豊富な
めかぶで、ダイエットの
大敵 "便秘" を解消

《 やせ度 》
★ ★ ★ ★ ★

**海鮮
とろとろめかぶ
スープ**

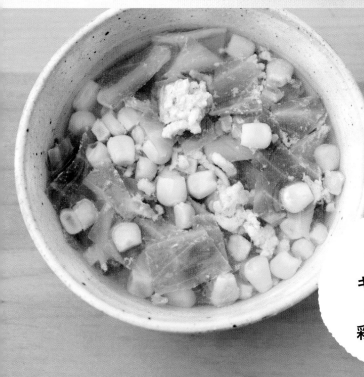

野菜の甘みが
ぐんと際立ち、
しみじみおいしい

《 やせ度 》
★ ★ ★ ★ ☆

**キャベツと
コーンの
彩りみそ汁**

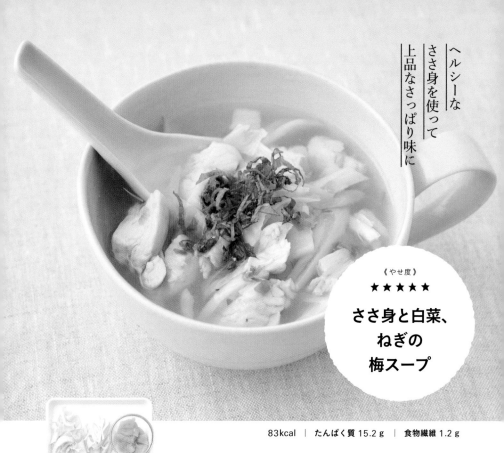

《やせ度》
★★★★★

ささ身と白菜、ねぎの梅スープ

83kcal | たんぱく質 15.2 g | 食物繊維 1.2 g

材料 1人分

とりささ身（一口大に切る）…… 1本（60ｇ）
白菜（1cm幅に切る）…… 20ｇ
長ねぎ（斜め薄切り）…… 10cm
酒 …… 小さじ1
Ａ ┌ 梅干し（塩分8％・梅肉を刻む）
　　　…… 1個（正味7ｇ）
　├ 昆布茶、とりガラスープの素
　└　…… 各小さじ1/2
湯 …… 200㎖
青じそ（せん切り）…… 1枚

作り方

1 マグカップにささ身、酒を入れ、電子レンジで約1分加熱する。

2 白菜、長ねぎ、Ａ、湯を加えて混ぜ、電子レンジで約2分加熱する。

3 青じそをのせる。

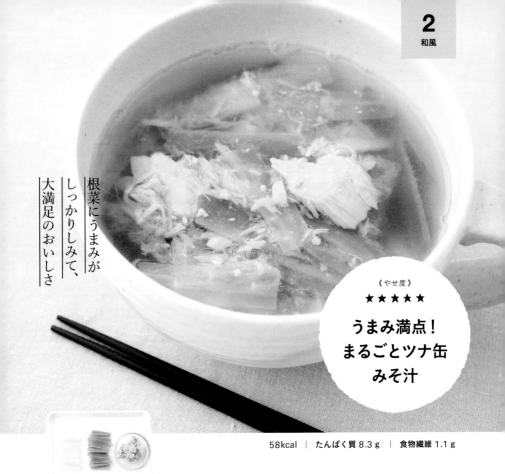

根菜にうまみが
しっかりしみて、
大満足のおいしさ

《やせ度》
★★★★★

**うまみ満点！
まるごとツナ缶
みそ汁**

58kcal ｜ たんぱく質 8.3 g ｜ 食物繊維 1.1 g

材料 1人分

ツナ缶（ノンオイル）…… 1/2缶（40 g）
大根（短冊切り）…… 20 g
にんじん（短冊切り）…… 20 g
Ⓐ みそ …… 小さじ1（6 g）
　　和風だしの素（顆粒）…… 小さじ1
湯 …… 200㎖

作り方

1　マグカップにⒶ、湯を入れ、
　みそが溶けるまで混ぜる。

2　ツナを缶汁ごと、
　大根、にんじんを加え、
　電子レンジで約2分30秒加熱する。

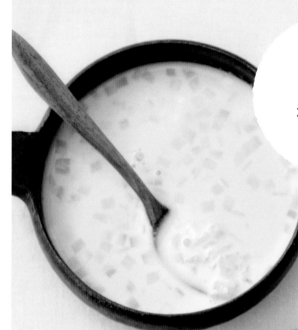

《やせ度》
★★★★☆

白野菜の
塩麹豆乳
スープ

腸内環境をよくして
くれる"塩麹"で
深いコクが生まれる

食べ過ぎた次の日に
おすすめの
超ヘルシースープ

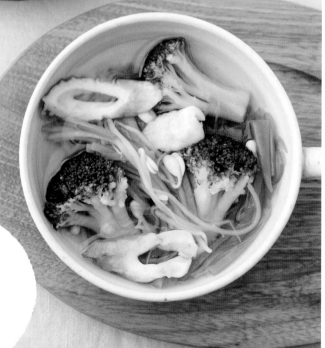

《やせ度》
★★★★★

ちくわと
彩り野菜の
スープ

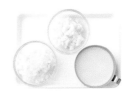

白野菜の塩麹豆乳スープ

128kcal ｜ たんぱく質 6.6 g ｜ 食物繊維 1.6 g

材料 1人分

豆乳（成分無調整）…… 150㎖
玉ねぎ（粗みじん切り）
　　…… 1/4個（50 g）
かぶ（粗みじん切り）…… 30 g
Ⓐ 塩麹 …… 大さじ1/2
　 洋風スープの素（顆粒）、
　　はちみつ …… 各小さじ1
　 しょうゆ …… 小さじ1/2
湯 …… 150㎖

作り方

1 マグカップに玉ねぎを入れ、電子レンジで約1分加熱する。

2 かぶ、Ⓐ、湯を加えて混ぜ、電子レンジで約2分加熱する。

3 豆乳を加え、混ぜる。

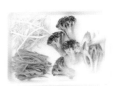

ちくわと彩り野菜のスープ

64kcal ｜ たんぱく質 6.5 g ｜ 食物繊維 3.7 g

材料 1人分

ちくわ（5mm幅の斜め切り）
　　…… 1本（22 g）
冷凍ブロッコリー …… 50 g
にんじん（細切り）…… 20 g
豆もやし …… 20 g
昆布茶 …… 小さじ1
湯 …… 200㎖

作り方

1 マグカップに昆布茶、湯を入れて混ぜる。

2 ブロッコリーを凍ったまま、ちくわ、にんじん、豆もやしを加え、電子レンジで約3分30秒加熱する。

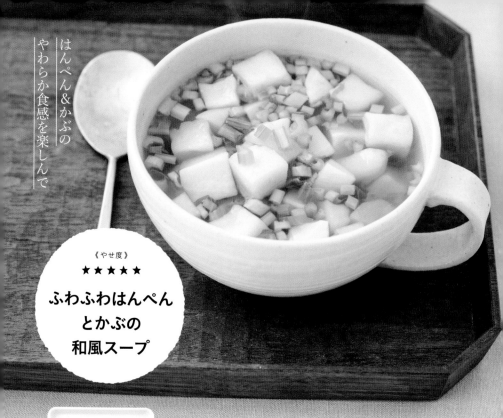

《やせ度》
★★★★★

ふわふわはんぺん
とかぶの
和風スープ

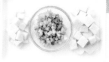

60kcal ｜ たんぱく質 6.0 g ｜ 食物繊維 1.0 g

材料　1人分

はんぺん(1cm角に切る) …… 40 g
かぶ(8mm角に切る) …… 30 g
かぶの葉(小口切り) …… 20 g
Ⓐ 「和風だしの素(顆粒)、しょうゆ
　　 …… 各小さじ1
湯 …… 200㎖

作り方

1 マグカップにⒶ、
　湯を入れて混ぜる。

2 はんぺん、かぶ、かぶの葉を加え、
　電子レンジで約2分加熱する。

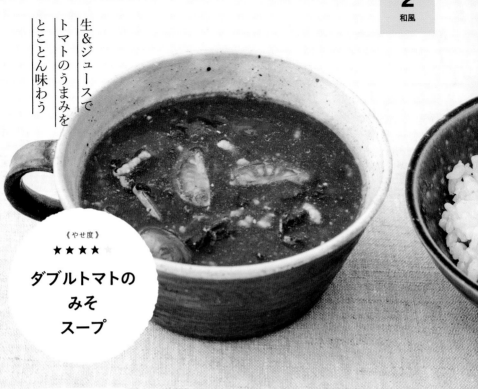

生&ジュースで
トマトのうまみを
とことん味わう

《やせ度》
★★★★☆

ダブルトマトの みそ スープ

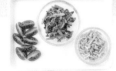

100kcal ｜ **たんぱく質** 6.8 g ｜ **食物繊維** 2.3 g

材料 1人分

豚ひき肉（ざっとほぐす）…… 20 g
ミニトマト（4つ割り）…… 2個
冷凍ほうれん草 …… 20 g
Ⓐ ┌ みそ …… 小さじ1（6 g）
　└ 和風だしの素（顆粒）…… 小さじ1
湯 …… 50㎖
トマトジュース（食塩不使用）
　　…… 150㎖

作り方

1 マグカップにⒶ、湯を入れ、
みそが溶けるまで混ぜる。

2 ひき肉、ミニトマト、
ほうれん草を凍ったまま、
トマトジュースを加え、
電子レンジで約3分加熱する。

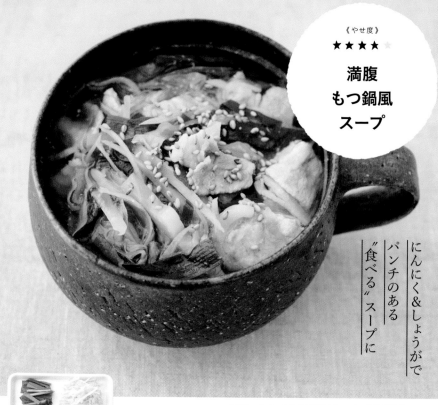

満腹
もつ鍋風
スープ

にんにく&しょうがで
パンチのある
"食べる"スープに

108kcal ｜ たんぱく質 7.2 g ｜ 食物繊維 2.1 g

材料 1人分

豚ロース薄切り肉(一口大に切る) …… 30 g
キャベツ(せん切り) …… 30 g
ごぼう(せん切り) …… 20 g
にら(5cm長さに切る) …… 10 g
Ⓐ おろしにんにく(チューブ) …… 2cm
　 おろししょうが(チューブ) …… 2cm
　 昆布茶 …… 小さじ1
湯 …… 200㎖
白いりごま …… 適量

作り方

1 マグカップにⒶ、
湯を入れて混ぜる。

2 豚肉を加えて箸でほぐし、
キャベツ、ごぼう、にらを加え、
電子レンジで約3分加熱する。

3 白ごまをかける。

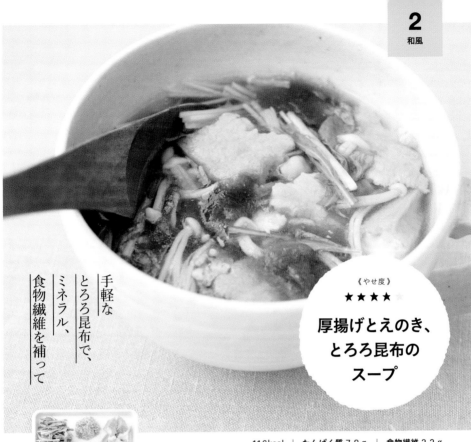

《 やせ度 》
★ ★ ★ ★

厚揚げとえのき、とろろ昆布のスープ

手軽な
とろろ昆布で、
ミネラル、
食物繊維を補って

116kcal ｜ たんぱく質 7.8 g ｜ 食物繊維 2.2 g

材料 1人分

厚揚げ(小さめの一口大にちぎる)
…… 60 g

えのきたけ(4cm長さに切る)
…… 1/5パック(20 g)

水菜(5cm長さに切る) …… 20 g

とろろ昆布 …… ひとつまみ(1 g)

Ⓐ ［ 昆布茶 …… 小さじ1
　　 しょうゆ、みりん …… 各小さじ1/2

湯 …… 200㎖

作り方

1 マグカップにⒶ、湯を入れて混ぜる。

2 厚揚げ、えのきたけ、水菜、とろろ昆布を加え、電子レンジで約3分加熱する。

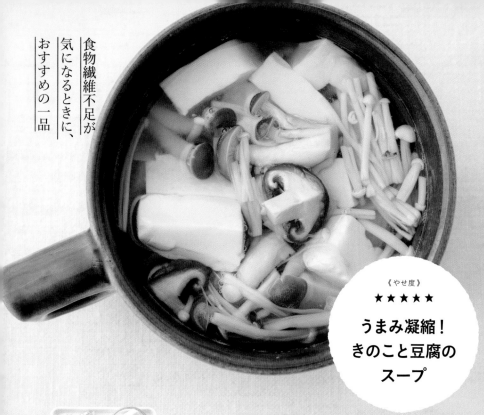

食物繊維不足が気になるときに、おすすめの一品

《やせ度》
★★★★★

うまみ凝縮！
きのこと豆腐の
スープ

88kcal ｜ たんぱく質 8.2 g ｜ 食物繊維 5.2 g

| 材料 | 1人分

絹ごし豆腐(1cm角に切る) …… 100 g
しめじ(ほぐす) …… 1/5 パック(20 g)
えのきたけ(4cm長さに切る)
　　…… 1/5 パック(約20 g)
生しいたけ(4つ割り) …… 1枚
昆布茶 …… 小さじ1
湯 …… 200㎖

| 作り方

1 マグカップに昆布茶、湯を入れて混ぜる。

2 しめじ、えのきたけ、しいたけ、豆腐を加え、電子レンジで約3分加熱する。

《やせ度》
★★★★★

ひき肉と白菜の
とろみしょうが
スープ

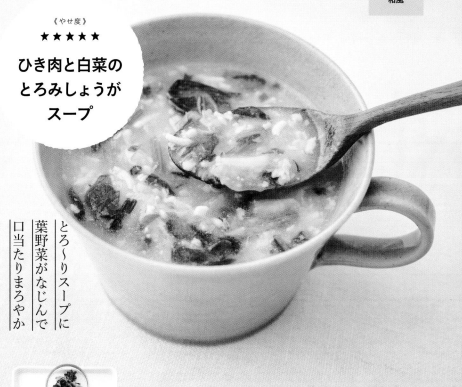

とろ〜りスープに
葉野菜がなじんで
口当たりまろやか

79kcal | たんぱく質 6.9 g | 食物繊維 1.0 g

材料 1人分

とりひき肉（ざっとほぐす）…… 30 g

白菜（細切り）…… 30 g

冷凍ほうれん草 …… 20 g

Ⓐ ┌ おろししょうが（チューブ）…… 2cm
　　│ 和風だしの素（顆粒）、とろみ粉
　　│ 　　…… 各小さじ1
　　└ 塩 …… ひとつまみ

湯 …… 200㎖

作り方

1 マグカップに **Ⓐ**、
　　湯を入れて混ぜる。

2 ひき肉、白菜、
　　ほうれん草を凍ったまま加え、
　　電子レンジで約2分加熱する。

3 とろみがつくまでよく混ぜる。

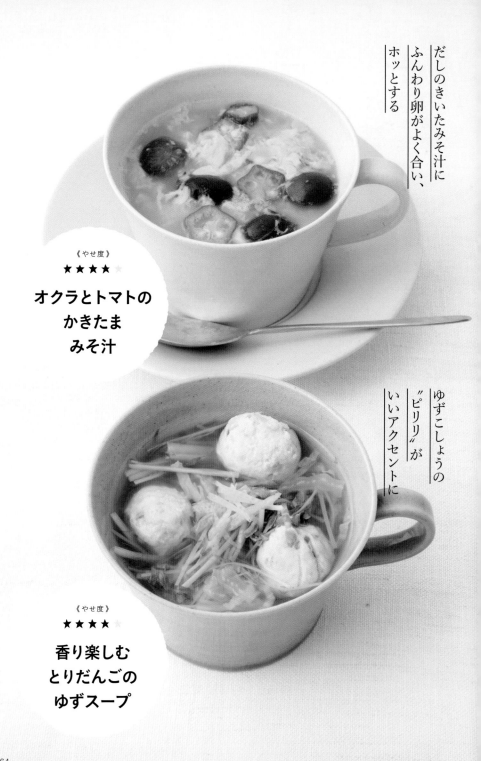

だしのきいたみそ汁に
ふんわり卵がよく合い、
ホッとする

《 やせ度 》
★★★★☆

**オクラとトマトの
かきたま
みそ汁**

ゆずこしょうの
"ピリリ"が
いいアクセントに

《 やせ度 》
★★★★☆

**香り楽しむ
とりだんごの
ゆずスープ**

オクラとトマトのかきたまみそ汁

120kcal ｜ たんぱく質 9.6 g ｜ 食物繊維 1.7 g

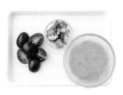

材料 1人分

溶き卵 …… 1個分
ミニトマト(半分に切る) …… 3個
冷凍刻みオクラ …… 20 g
Ⓐ ┌ みそ …… 小さじ1(6 g)
　　│ 和風だしの素(顆粒)
　　└ 　　…… 小さじ1
湯 …… 200ml

作り方

1 マグカップにⒶ、湯を入れ、
みそが溶けるまで混ぜる。

2 ミニトマト、
オクラを凍ったまま加え、
電子レンジで約2分加熱する。

3 全体を混ぜて溶き卵を流し入れ、
静かに1回混ぜる。

香り楽しむ　とりだんごのゆずスープ

187kcal ｜ たんぱく質 11.8 g ｜ 食物繊維 2.8 g

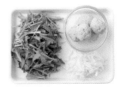

材料 1人分

冷凍とりだんご …… 5個(70 g)
水菜(4cm長さに切る) …… 30 g
白菜(細切り) …… 20 g
Ⓐ ┌ ゆずの搾り汁 …… 大さじ1
　　│ 昆布茶 …… 小さじ1
　　└ ゆずこしょう …… 小さじ1/4
湯 …… 200ml
ゆずの皮(せん切り) …… 少々

作り方

1 マグカップにⒶ、
湯を入れて混ぜる。

2 とりだんごを凍ったまま、
水菜、白菜を加え、
電子レンジで約4分加熱する。

3 ゆずの皮をのせる。

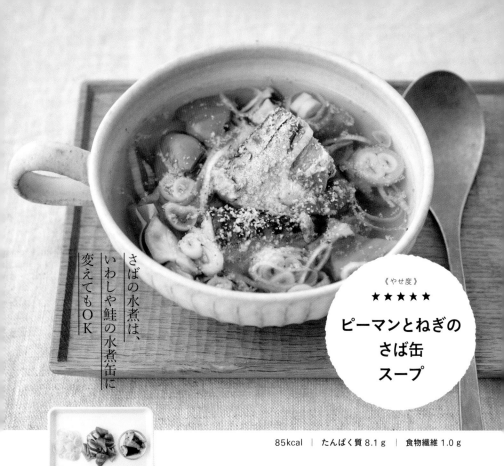

さばの水煮は、いわしや鮭の水煮缶に変えてもOK

《 やせ度 》
★ ★ ★ ★ ★

ピーマンとねぎの
さば缶
スープ

85kcal ｜ たんぱく質 8.1 g ｜ 食物繊維 1.0 g

材料 　1人分

さばの水煮缶（缶汁をきる）
　　…… 1/4缶（正味35 g）
ピーマン（一口大の乱切り）…… 1個（20 g）
長ねぎ（小口切り）…… 5cm
Ⓐ ┌ おろししょうが（チューブ）…… 2cm
　├ しょうゆ、酒 …… 各小さじ1
　└ 昆布茶 …… 小さじ1/2
湯 …… 200㎖
白すりごま …… 適量

作り方

1 マグカップにⒶ、
　湯を入れて混ぜる。

2 さばの水煮、ピーマン、
　長ねぎを加え、
　電子レンジで約2分加熱する。

3 白ごまをかける。

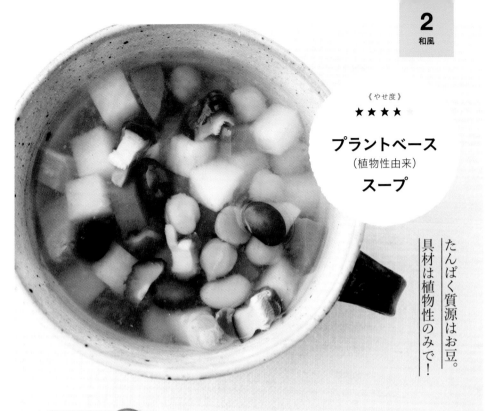

《 やせ度 》
★ ★ ★ ★

プラントベース
（植物性由来）

スープ

たんぱく質源はお豆。
具材は植物性のみで！

138kcal ｜ たんぱく質 10.9 g ｜ 食物繊維 11.3 g

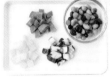

| 材料 | 1人分

ミックスビーンズ …… 50 g
じゃがいも（8mm角に切る）
　　　…… 1/5個（30 g）
にんじん（1cm角に切る）…… 20 g
生しいたけ（1cm角に切る）…… 1枚
Ⓐ ｜ 昆布茶 …… 小さじ1
　　｜ 塩、こしょう …… 各少々
湯 …… 200㎖

| 作り方 |

1 マグカップにⒶ、
湯を入れて混ぜる。

2 じゃがいも、にんじん、しいたけ、
ミックスビーンズを加え、
電子レンジで約4分加熱する。

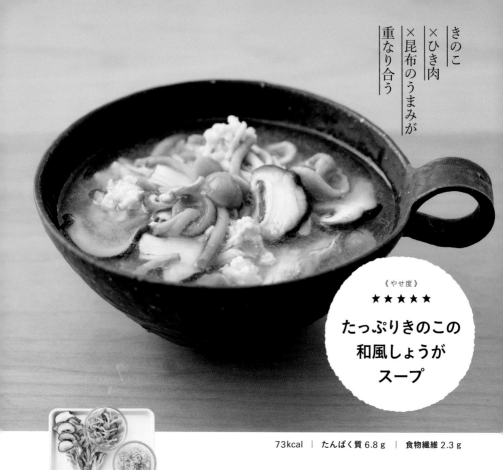

《やせ度》
★★★★★

たっぷりきのこの 和風しょうが スープ

73kcal ｜ たんぱく質 6.8 g ｜ 食物繊維 2.3 g

材料 1人分

とりひき肉(ざっとほぐす) …… 30 g
なめこ(さっと洗う)
　　…… 1/2パック(50 g)
まいたけ(ほぐす) …… 1/5パック(20 g)
生しいたけ(薄切り) …… 1枚
Ⓐ ［ おろししょうが(チューブ) …… 2cm
　 ［ 昆布茶 …… 小さじ1
湯 …… 200㎖

作り方

1 マグカップにⒶ、
湯を入れて混ぜる。

2 ひき肉、なめこ、まいたけ、
しいたけを加え、
電子レンジで約2分加熱する。

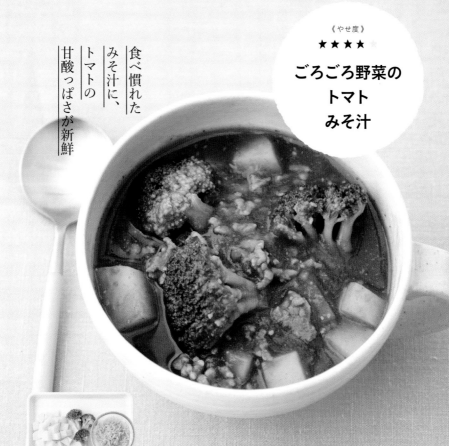

《 やせ度 》
★ ★ ★ ★ ☆

ごろごろ野菜の
トマト
みそ汁

食べ慣れた
みそ汁に、
トマトの
甘酸っぱさが新鮮

材料 | 1人分

とりひき肉（ざっとほぐす） …… 30ｇ
じゃがいも（8mm角に切る） …… 大1/2個（約90ｇ）
冷凍ブロッコリー …… 30ｇ
Ⓐ おろししょうが（チューブ） …… 2cm
みそ …… 小さじ1弱
和風だしの素（顆粒） …… 小さじ1
湯 …… 50mℓ
トマトジュース（食塩不使用） …… 150mℓ

作り方

1 マグカップにⒶ、湯を入れ、
みそが溶けるまで混ぜる。

2 ひき肉、じゃがいも、
ブロッコリーを凍ったまま、
トマトジュースを加え、
電子レンジで約4分加熱する。

162kcal | たんぱく質 11.1ｇ | 食物繊維 10.9ｇ

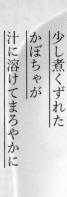

《 やせ度 》
★★★★☆

ひき肉と
ほくほくかぼちゃ
のみそ汁

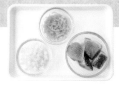

107kcal ｜ たんぱく質 6.6ｇ ｜ 食物繊維 3.1ｇ

材料 1人分

とりひき肉（ざっとほぐす）…… 20ｇ
冷凍かぼちゃ …… 60ｇ
玉ねぎ（粗みじん切り）…… 1/8個（20ｇ）
Ⓐ ┌ みそ …… 小さじ1
　 └ 和風だしの素（顆粒）…… 小さじ1
湯 …… 200㎖
万能ねぎ（小口切り）…… 適量

作り方

1 マグカップにⒶ、湯を入れ、
みそが溶けるまで混ぜる。

2 ひき肉、かぼちゃを凍ったまま、
玉ねぎを加え、
電子レンジで約3分加熱する。

3 万能ねぎをのせる。

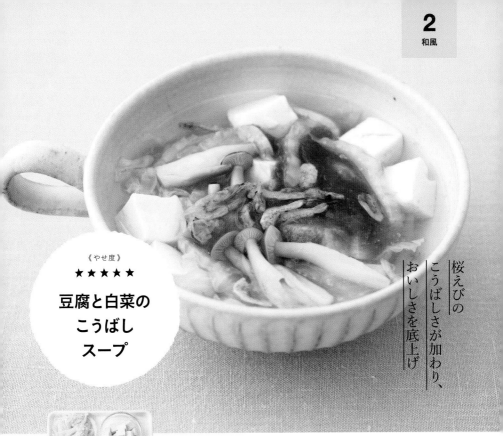

《やせ度》
★★★★★

豆腐と白菜のこうばしスープ

桜えびの
こうばしさが加わり、
おいしさを底上げ

78kcal ｜ たんぱく質 8.5 g ｜ 食物繊維 2.7 g

材料 1人分

絹ごし豆腐(1cm角に切る) ······ 80 g
桜えび ······ 小さじ1
白菜(細切り) ······ 40 g
しめじ(ほぐす) ······ 1/3パック(30 g)
とろろ昆布 ······ ひとつまみ(1 g)
昆布茶 ······ 小さじ1
湯 ······ 200㎖

作り方

1 マグカップに昆布茶、
湯を入れて混ぜる。

2 豆腐、白菜、しめじ、
とろろ昆布、桜えびを加え、
電子レンジで約3分加熱する。

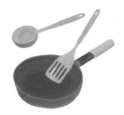

私の日常ごはんは
こんな感じです

　産後、ダイエットに成功してからも、体重＆健康維持のための食事を続けています。

　ダイエットをしていたときと同様、朝、昼、晩の食事にスープをとり入れ、しっかり食べます。1食で20ｇ以上のたんぱく質がとれるよう、メインおかずに加えて、スープにもたんぱく源を入れるように心がけています。肉は脂身が少ない部位を選ぶなど、カロリーもできるだけ抑えるようにしています。食事の味つけは、なるべくシンプルに。塩分の多いおかずは、ご飯の食べ過ぎにつながるので、薄味に慣れることも大事です。薄味のほうが、息子の食いつきもいいんです…。主食は5年ほど前から、食物繊維が豊富に含まれる大麦入りご飯に。ほとんどが手抜き料理ですが、たまにはていねいに作る日もあったりと、その日の気分で、ストレスにならない料理を楽しんでいます。

　間食はほぼしないのですが、どうしても甘いものが食べたくなったら、焼きいもや干しいも、食塩不使用の素焼きのナッツ類を少しつまんだり、チョコレートなら、カカオ75％以上のものを3粒までと、なんとなくルールを決めています。月2回程度の外食や、たまに行く旅行のときは我慢せず、好きなものを食べたいだけ食べます。

　体重が増えてきたと感じたら、ご飯の量を気持ち少なめにし、その分、スープの具材の量を増やしたりして、早めに調整します。最近は体のたるみが気になりはじめ、宅トレもするようになりました。

ある日の
晩ごはん

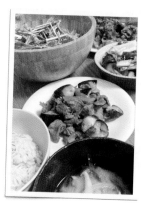

メイン　豚肉となすのみそ炒め

サブ　　水菜のツナあえ

　　　　かぶの浅漬け（常備菜）

汁もの　玉ねぎ、大根、しめじのみそ汁

大麦入りご飯

かぶの浅漬けは作りおきしておいたもの。気が
むいたときに野菜の常備菜を作り、2〜3日か
けて食べています。

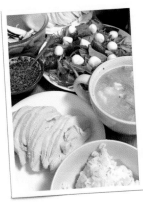

メイン　とりむね肉で作ったとりハム

サブ　　水菜、トマト、モッツァレラのサラダ

　　　　ごまドレッシング　ズッキーニのナムル

汁もの　ブロッコリー、トマト、チーズのスープ

大麦入りご飯

メインのとりハムは、とりむね肉を塩麹に漬け
て、電子レンジで加熱するだけ。わが家の定番
メニューです。

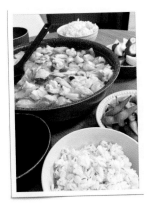

メイン　サムゲタン風鍋

サブ　　大根ときゅうりの塩もみ（常備菜）

　　　　ゆで枝豆

大麦入りご飯

この日は、鍋でたんぱく質、野菜、水分をたっ
ぷり摂取。鍋のスープは飲み干せるように、シ
ンプルかつ薄味を心がけて。

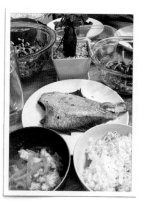

メイン　宗八かれいの塩焼き

サブ　　豆もやしのナムル　春菊のごまあえ

汁もの　切り干し大根と卵のみそ汁

大麦入りご飯

メインが魚の日は、たんぱく質が不足しないよ
うに気をつけます。この日は、汁ものに卵を入
れ、豆もやしでもたんぱく質を補いました。

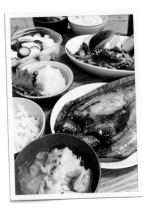

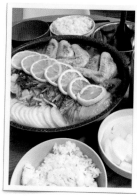

メイン　ほっけの塩焼きと大根おろし

サブ　　大根ときゅうりの浅漬け（常備菜）
　　　　ほうれん草のサラダ

汁もの　キャベツのみそ汁

大麦入りご飯　デザート　りんご

今日のほっけは、家族3人で分けて食べて
も十分すぎるほどの大きさ（笑）。いつもよ
り、野菜が多めの献立でした。

メイン　とり手羽先の塩レモン鍋

サブ　　かぶの塩もみ（常備菜）

大麦入りご飯

鍋は手羽先を使い、うまみ満点のベースに。
レモンを入れることで香りと酸味もプラス。
脂肪燃焼効果も期待できます。

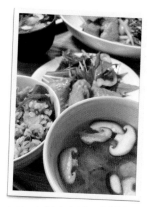

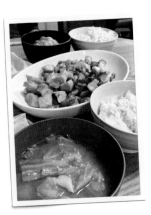

メイン　とりむね肉のしょうが焼き

サブ　　水菜とパプリカのサラダ

汁もの　とりだんご、しいたけ、
　　　　にんじんの塩麹スープ

根菜入り炊き込みご飯

最近、息子がお手伝いをしてくれるので、
一緒にごはんを作りました。スープは、冷
凍だんごを使い、手軽に完成。

メイン　とりむね肉のグリル

汁もの　豆腐とキャベツ、じゃがいも、
　　　　まいたけのみそ汁

大麦入りご飯　デザート　オレンジ

サブおかずも兼ねた具だくさんみそ汁に。
とりむね肉のグリルは小さくカット。口に
運ぶ回数が増え、満足感あり。

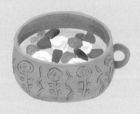

洋風
やせスープ

WESTERN STYLE
HEALTHY SOUP

/

人気のトマト味、豆乳クリーム味、コンソメ味はもちろん、
野菜の甘みを生かしたつぶつぶ食感のポタージュ、
さっぱりのレモンスープまで。毎日だって飽きません！

《やせ度》
★★★★☆

えびとはるさめの
トマトクリーム
スープ

材料 1人分

冷凍むきえび(流水で表面の氷をとる)
　…… 4尾(25 g)
豆乳(成分無調整) …… 100mℓ
しめじ(ほぐす) …… 1/5パック(20 g)
玉ねぎ(薄切り) …… 1/10個(20 g)
緑豆はるさめ(カットタイプ) …… 10 g

Ⓐ バター …… 2 g
　 おろしにんにく(チューブ) …… 2cm
　 洋風スープの素(顆粒) …… 小さじ1
トマトジュース(食塩不使用) …… 100mℓ
乾燥パセリ
　…… 適量

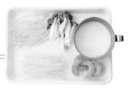

作り方

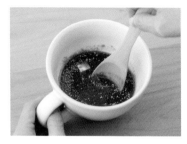

1 マグカップにⒶ、
トマトジュースを入れて
混ぜる。

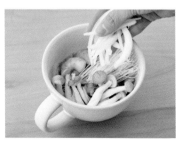

2 はるさめ、
むきえびを凍ったまま、
しめじ、玉ねぎを加え、
電子レンジで約4分加熱する。

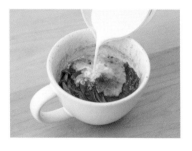

3 豆乳を加えて混ぜ、
パセリをかける。

145kcal ｜ たんぱく質 10.1 g ｜ 食物繊維 2.3 g

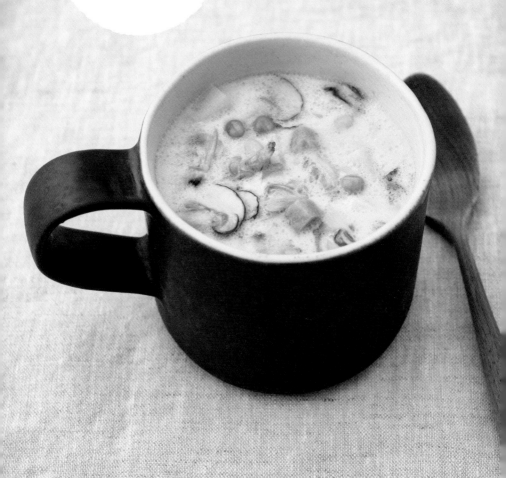

《 やせ度 》
★ ★ ★ ☆ ☆

クラム
チャウダー

米粉なら、
ダマにならずに
やさしい
とろみがつく

材料 1人分

あさりの水煮(むき身) …… 20 g
豆乳(成分無調整) …… 200㎖
じゃがいも(8mm角に切る) …… 1/4個(約40 g)
冷凍ミックスベジタブル …… 30 g
マッシュルーム(薄切り) …… 2個
オリーブ油 …… 小さじ1

米粉 …… 小さじ1
🅐 洋風スープの素(顆粒) …… 小さじ1
　　塩、こしょう …… 各少々

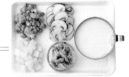

作り方

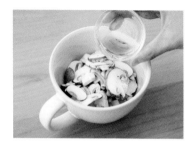

1 マグカップにあさり、じゃがいも、
ミックスベジタブルを凍ったまま、
マッシュルーム、
オリーブ油を入れて箸で軽く混ぜ、
電子レンジで約2分加熱する。

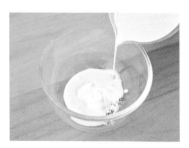

2 小さめのボウルに米粉、豆乳を入れ、
ミニサイズの泡立て器などで
粉けがなくなるまでよく混ぜる。

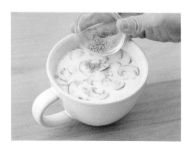

3 1に2、🅐を加え、
電子レンジで約2分加熱する。
とろみがつくまでよく混ぜる。

206kcal ｜ たんぱく質 13.9 g ｜ 食物繊維6.3 g

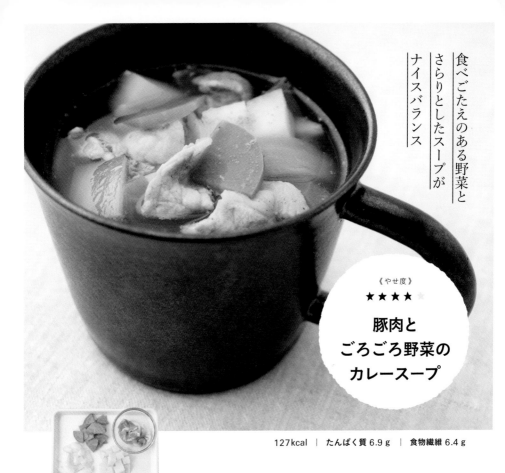

《 やせ度 》
★★★★☆

豚肉と
ごろごろ野菜の
カレースープ

127kcal ｜ たんぱく質 6.9 g ｜ 食物繊維 6.4 g

| 材料 | 1人分 |

豚ロース薄切り肉(一口大に切る) …… 30 g
じゃがいも(8 ㎜角に切る) …… 1/3個(50 g)
にんじん(2㎜幅のいちょう切り) …… 30 g
玉ねぎ(1㎝四方に切る) …… 1/5個(30 g)
Ⓐ ［ 洋風スープの素(顆粒)、カレー粉
　　　…… 各小さじ1
　　　塩 …… ひとつまみ
湯 …… 200㎖

| 作り方 |

1 マグカップにⒶ、
　湯を入れて混ぜる。

2 豚肉を加えて箸でほぐし、
　じゃがいも、にんじん、
　玉ねぎを加え、
　電子レンジで約4分加熱する。

ピザ用&モッツァレラ、
2種のチーズで
濃厚な味わいに

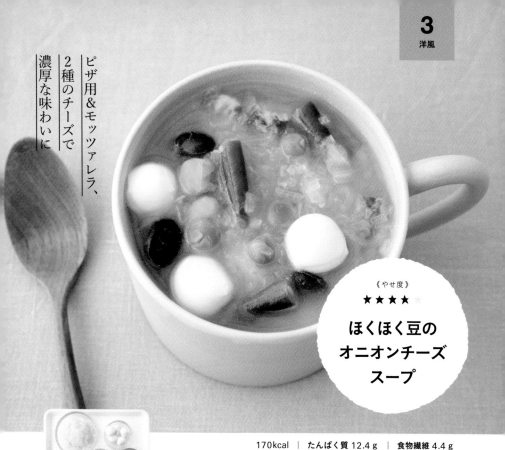

《 やせ度 》
★★★★☆

ほくほく豆の
オニオンチーズ
スープ

170kcal | たんぱく質 12.4 g | 食物繊維 4.4 g

材料 1人分

ミックスビーンズ …… 30 g
ピザ用チーズ …… 10 g
モッツァレラチーズ …… 小5個
玉ねぎ(みじん切り) …… 1/4個(50 g)
冷凍さやいんげん(2㎝長さに切る)
　　　…… 2本
Ⓐ 洋風スープの素(顆粒)、
　　とりガラスープの素
　　　…… 各小さじ1/2
湯 …… 200㎖

作り方

1 マグカップに玉ねぎを入れ、
　電子レンジで約1分加熱する。

2 Ⓐ、湯、ミックスビーンズ、
　さやいんげんを凍ったまま、
　ピザ用チーズを加えて混ぜ、
　電子レンジで約3分加熱する。

3 モッツァレラチーズを加える。

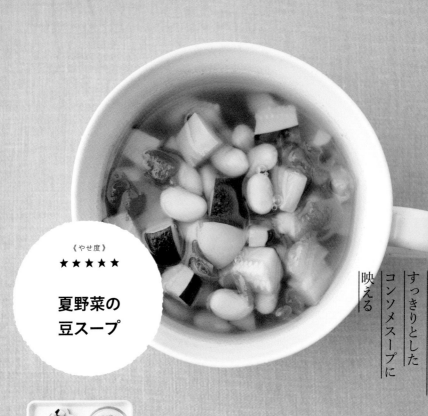

《やせ度》
★★★★★

夏野菜の豆スープ

色鮮やかな夏野菜が
すっきりとした
コンソメスープに
映える

60kcal ┃ たんぱく質 5.4 g ┃ 食物繊維 3.4 g

材料 1人分

大豆の水煮 …… 35 g
ズッキーニ(1cm角に切る)…… 30 g
黄パプリカ(1cm角に切る)…… 20 g
トマト(1cm角に切る)…… 30 g
Ⓐ [洋風スープの素(顆粒) …… 小さじ1
   塩、こしょう …… 各少々
湯 …… 200㎖

作り方

1 マグカップにⒶ、
湯を入れて混ぜる。

2 大豆、ズッキーニ、パプリカ、
トマトを加え、
電子レンジで約4分加熱する。

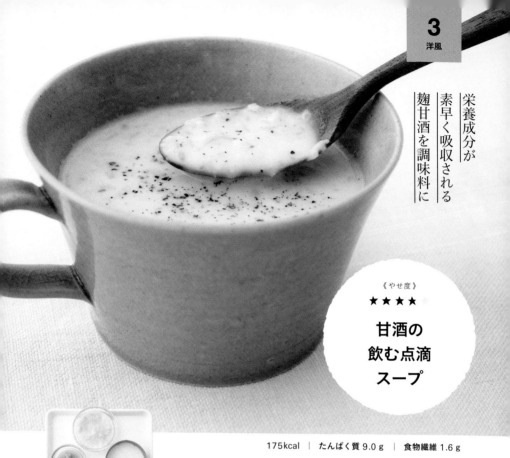

栄養成分が
素早く吸収される
麹甘酒を調味料に

《 やせ度 》
★★★★

**甘酒の
飲む点滴
スープ**

175kcal ｜ たんぱく質 9.0 g ｜ 食物繊維 1.6 g

材料 1人分

豆乳（成分無調整）…… 150mℓ
長いも（すりおろす）…… 80 g
りんご（すりおろす）…… 20 g
Ⓐ 麹甘酒 …… 50mℓ
　 粉チーズ …… 小さじ1
　 洋風スープの素（顆粒）…… 小さじ1/2
粗びき黒こしょう …… 適量

作り方

1 マグカップにⒶ、
豆乳を入れて混ぜる。

2 長いも、りんごを加えて混ぜ、
電子レンジで
約1分30秒加熱する。

3 黒こしょうをふる。

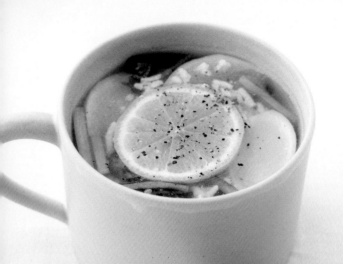

かぶと
ひき肉の
塩麹スープ

塩麹の
奥深いうまみが
おいしさの決め手

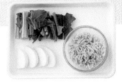

77kcal ｜ たんぱく質 5.9 g ｜ 食物繊維 0.7 g

| 材料 | 1人分 |

とりひき肉(ざっとほぐす) …… 30 g
かぶ(1.5㎝厚さのくし形切り) …… 30 g
かぶの葉(4㎝長さに切る) …… 20 g
Ⓐ ┌ おろしにんにく(チューブ) …… 2㎝
│ 塩麹 …… 大さじ1/2
│ 洋風スープの素(顆粒)、レモン汁
└ …… 各小さじ1/2
湯 …… 200㎖
レモン(国産、薄い輪切り) …… 1枚
粗びき黒こしょう …… 適量

| 作り方 |

1 マグカップに**Ⓐ**、
湯を入れて混ぜる。

2 ひき肉、かぶ、かぶの葉を加え、
電子レンジで約3分加熱する。

3 レモンをのせ、
黒こしょうをふる。

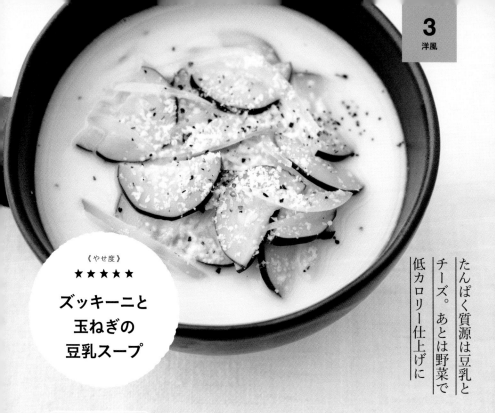

たんぱく質源は豆乳と
チーズ。あとは野菜で
低カロリー仕上げに

《やせ度》
★★★★★

ズッキーニと
玉ねぎの
豆乳スープ

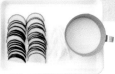

63kcal ｜ たんぱく質 5.0ｇ ｜ 食物繊維 1.2ｇ

| 材料 | 1人分 |

豆乳（成分無調整）…… 100㎖
ズッキーニ（薄い半月切り）…… 50ｇ
玉ねぎ（薄切り）…… 1/10個（20ｇ）
Ⓐ ┌ 洋風スープの素（顆粒）…… 小さじ1
　 └ 塩 …… ひとつまみ
湯 …… 100㎖
粉チーズ、粗びき黒こしょう …… 各適量

| 作り方 |

1 マグカップにⒶ、
湯を入れて混ぜる。

2 ズッキーニ、玉ねぎを加え、
電子レンジで約3分加熱する。

3 豆乳を加えて混ぜ、
粉チーズ、黒こしょうをかける。

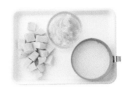

さつまいものポタージュ

137kcal ｜ **たんぱく質** 6.3 g ｜ **食物繊維** 1.7 g

材料 1人分

豆乳（成分無調整）…… 150㎖
さつまいも
　（1cm角に切って水にさらす）
　…… 50 g
玉ねぎ（みじん切り）
　…… 1/10個（20 g）
Ⓐ ［ 洋風スープの素（顆粒）
　　　…… 小さじ1
　　 塩 …… ひとつまみ
湯 …… 50㎖
黒いりごま …… 適量

作り方

1 マグカップにさつまいもの
水けをきって入れ、玉ねぎ、
水大さじ1（分量外）を加え、
電子レンジで約3分加熱する。

2 Ⓐ、湯を加えて混ぜ、
電子レンジで約1分加熱する。

3 フォークでさつまいもをなめらかに
なるまで潰す。豆乳を少しずつ
加えながら混ぜ、黒ごまをかける。

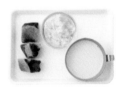

かぼちゃのポタージュ

112kcal ｜ **たんぱく質** 6.7 g ｜ **食物繊維** 2.4 g

材料 1人分

豆乳（成分無調整）…… 150㎖
冷凍かぼちゃ …… 50 g
玉ねぎ（みじん切り）
　…… 1/10個（20 g）
Ⓐ ［ 洋風スープの素（顆粒）
　　　…… 小さじ1
　　 塩 …… ひとつまみ
湯 …… 50㎖

作り方

1 マグカップにかぼちゃを凍ったまま、
玉ねぎを入れ、
電子レンジで約3分加熱する。

2 Ⓐ、湯を加えて混ぜ、
電子レンジで約1分加熱する。

3 フォークでかぼちゃをなめらかに
なるまで潰す。豆乳を少しずつ
加えながら混ぜる。

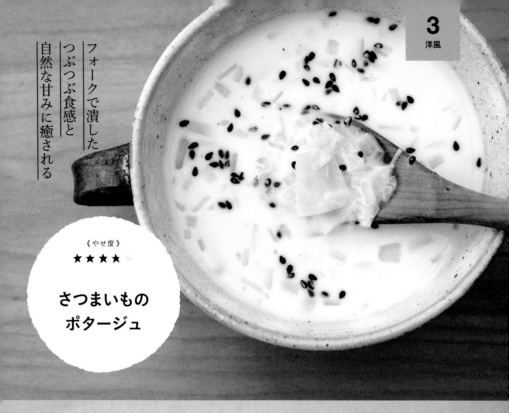

フォークで潰した
つぶつぶ食感と
自然な甘みに癒される

《やせ度》
★★★★☆

さつまいもの
ポタージュ

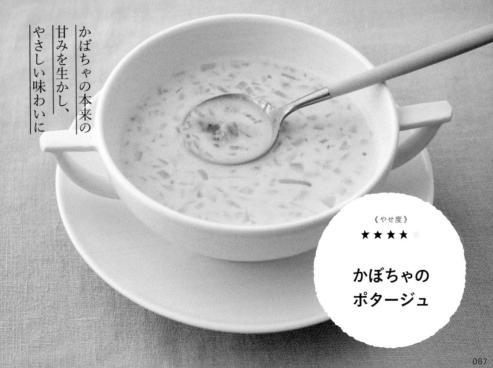

かぼちゃの本来の
甘みを生かし、
やさしい味わいに

《やせ度》
★★★★☆

かぼちゃの
ポタージュ

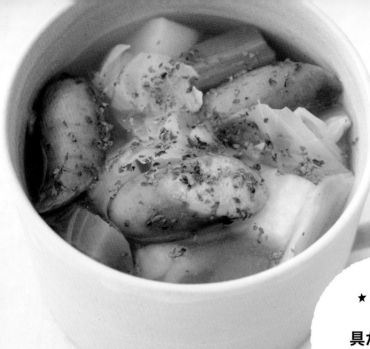

《やせ度》
★★★★☆

具だくさん
ポトフ

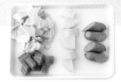

173kcal ｜ たんぱく質 6.1 g ｜ 食物繊維 5.7 g

材料 1人分

ウインナソーセージ（斜め半分に切る）
　　…… 2本（40 g）
じゃがいも（1cm角に切る）
　　…… 1/3個（50 g）
にんじん（2cm長さ、1cm四方に切る）
　　…… 30 g
キャベツ（2cm四方に切る）…… 30 g
Ⓐ ┌ 洋風スープの素（顆粒）…… 小さじ1/2
　 └ 塩 …… ひとつまみ
湯 …… 200㎖
乾燥パセリ …… 適量

作り方

1 マグカップにⒶ、
湯を入れて混ぜる。

2 ソーセージ、じゃがいも、
にんじん、キャベツを加え、
電子レンジで約4分加熱する。

3 パセリをふる。

《 やせ度 》
★★★★

えびと
アボカドの
豆乳スープ

アボカドは
最後にIN。
マイルドで
腹もちもいい！

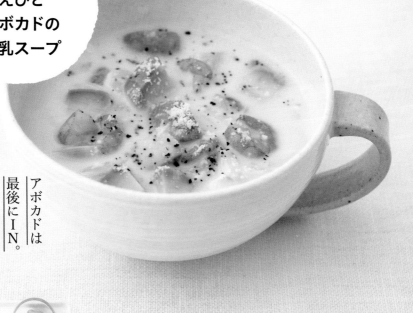

136kcal ｜ たんぱく質 10.9 g ｜ 食物繊維 2.2 g

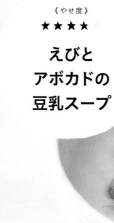

| 材料 | 1人分

冷凍むきえび（流水で表面の氷をとる）
　　…… 5尾(30 g)
豆乳（成分無調整）…… 100㎖
玉ねぎ（薄切り）…… 1/10個(20 g)
アボカド（1㎝角に切る）…… 30 g
Ⓐ　おろしにんにく（チューブ）…… 2㎝
　　洋風スープの素（顆粒）…… 小さじ1
湯 …… 100㎖
粉チーズ、粗びき黒こしょう …… 各適量

| 作り方

1 マグカップにⒶ、
　湯を入れて混ぜる。

2 むきえびを凍ったまま、
　玉ねぎを加え、
　電子レンジで約3分加熱する。

3 豆乳を加えて混ぜ、
　アボカドを加え、粉チーズ、
　黒こしょうをふる。

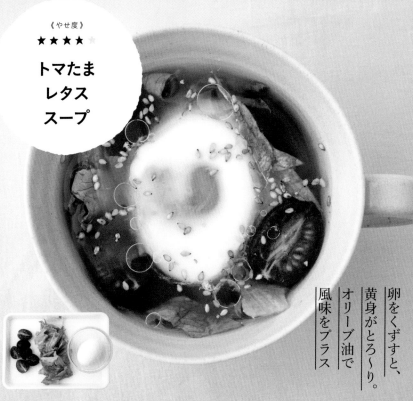

トマたま
レタス
スープ

卵をくずすと、
黄身がとろ〜り。
オリーブ油で
風味をプラス

材料 1人分

卵 …… 1個
ミニトマト(半分に切る)
　　…… 3個
レタス(小さくちぎる) …… 1枚
Ⓐ ┌ おろしにんにく(チューブ)
　　　…… 1cm
　　洋風スープの素(顆粒)
　　　…… 小さじ1
　　└ 塩、こしょう …… 各少々
湯 …… 200㎖
白いりごま、オリーブ油
　　…… 各適量

作り方

1 マグカップにⒶ、湯を入れて混ぜる。

2 ミニトマト、レタスを加え、
電子レンジで約1分加熱する。

3 直径10cmの耐熱ボウルに卵を割り入れ、
かぶるくらいの水を注ぐ。ようじで
黄身に5カ所穴をあけ※、電子レンジで
白身が固まるまで30〜45秒加熱する。

※穴をあけておくと、加熱中に卵が破裂しない。

4 3の水けをきって2にのせ、白ごま、
オリーブ油をかける。

115kcal ｜ たんぱく質8.5g ｜ 食物繊維0.8g

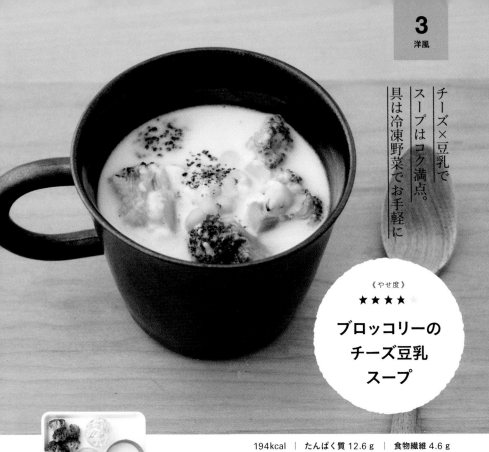

チーズ×豆乳で
スープはコク満点。
具は冷凍野菜でお手軽に

《 やせ度 》
★★★★☆

ブロッコリーの
チーズ豆乳
スープ

194kcal | たんぱく質 12.6 g | 食物繊維 4.6 g

[材料] 1人分

ピザ用チーズ …… 20 g

豆乳(成分無調整) …… 100mℓ

冷凍ブロッコリー …… 50 g

冷凍コーン …… 20 g

洋風スープの素(顆粒) …… 小さじ1

湯 …… 100mℓ

粗びき黒こしょう …… 適量

[作り方]

1 マグカップに洋風スープの素、
湯を入れて混ぜる。

2 ピザ用チーズ、ブロッコリーと
コーンを凍ったまま加え、
電子レンジで約3分加熱する。

3 豆乳を加えて混ぜ、
黒こしょうをふる。

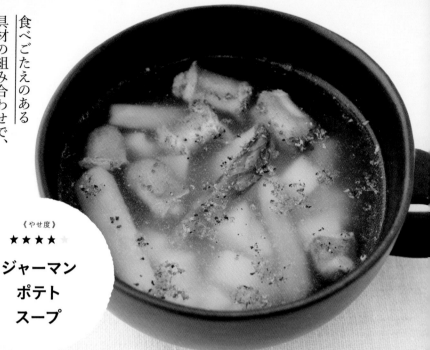

食べごたえのある具材の組み合わせで、お腹も大満足

《やせ度》
★★★★☆

ジャーマン
ポテト
スープ

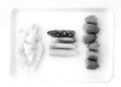

166kcal ｜ たんぱく質 6.5 g ｜ 食物繊維 5.0 g

材料　1人分

ウインナソーセージ（3等分にちぎる）
　　…… 2本（40 g）
じゃがいも（1㎝角に切る）…… 1/3個（50 g）
グリーンアスパラガス
　（根元の皮をむき、4㎝長さに切る）
　　…… 1本（30 g）
Ⓐ［洋風スープの素（顆粒）…… 小さじ1
　└ 塩、こしょう …… 各少々
湯 …… 200㎖
粗びき黒こしょう、乾燥パセリ
　　…… 各適量

作り方

1 マグカップにⒶ、
湯を入れて混ぜる。

2 じゃがいも、アスパラガス、
ソーセージを加え、
電子レンジで約4分加熱する。

3 黒こしょう、パセリをかける。

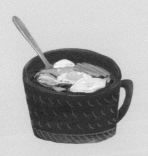

韓国 &
エスニック風
やせスープ

KOREAN & ETHNIC STYLE
HEALTHY SOUP

/

キムチやコチュジャンで味つけした韓国風も
カレー粉やとうがらし、レモンで味つけしたエスニック風も
パンチがありながら深い味わいが魅力のスープたちです。

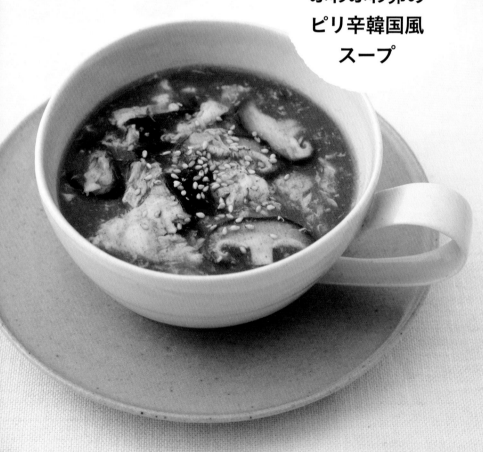

辛みだけじゃない、
うまみもある
韓国とうがらしを
プラス

《 やせ度 》
★★★★☆

ふわふわ卵の
ピリ辛韓国風
スープ

材料 1人分

溶き卵 …… 1個分

カットわかめ
　　…… 小さじ1（1g）

生しいたけ（薄切り）…… 1枚

Ⓐ ⌈ 韓国とうがらし（粗びき）※ …… 大さじ1
　　とりガラスープの素、とろみ粉 …… 各小さじ1
　　⌊ 塩 …… 少々

湯 …… 200㎖

白いりごま …… 適量

※韓国とうがらしは一味とうがらし少々で代用してもOK。
　ただし、仕上がりの色合いや風味は異なる。

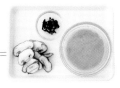

作り方

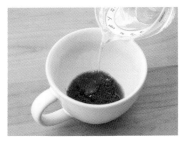

1 マグカップにⒶ、
湯を入れて混ぜる。

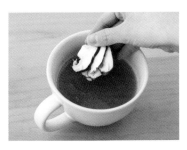

2 わかめ、しいたけを加え、
電子レンジで約2分加熱する。

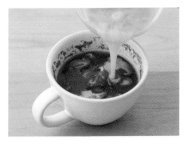

3 とろみがつくまでよく混ぜ、
溶き卵を流し入れ、
静かに1回混ぜる。
白ごまをかける。

151kcal ｜ たんぱく質 10.9g ｜ 食物繊維 3.2g

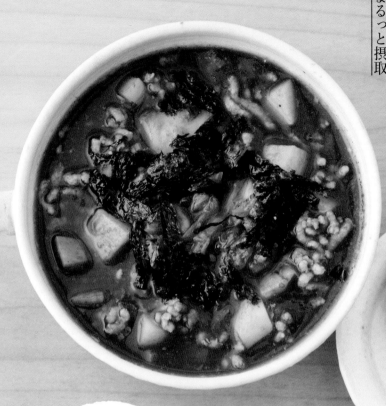

キムチの発酵パワー&
トマトのリコピンパワーを
まるっと摂取

《やせ度》
★★★★☆

じゃがいもの
トマトキムチ
スープ

| 材料 | 1人分 |

豚ひき肉（ざっとほぐす）…… 20g
じゃがいも（8mm角に切る）
　　…… 1/3個（50g）
白菜キムチ（カットタイプ）…… 40g
洋風スープの素（顆粒）…… 小さじ1

トマトジュース（食塩不使用）…… 200㎖
韓国のり（フレーク）…… 適量

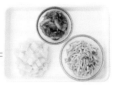

| 作り方 |

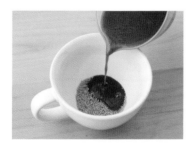

1 マグカップに洋風スープの素、
トマトジュースを
入れて混ぜる。

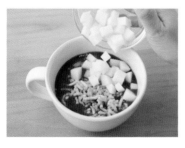

2 ひき肉、じゃがいもを加え、
電子レンジで約4分加熱する。

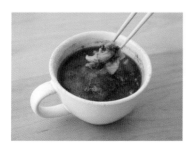

3 キムチをのせ、
韓国のりをのせる。

121kcal ｜ たんぱく質 7.0g ｜ 食物繊維 6.9g

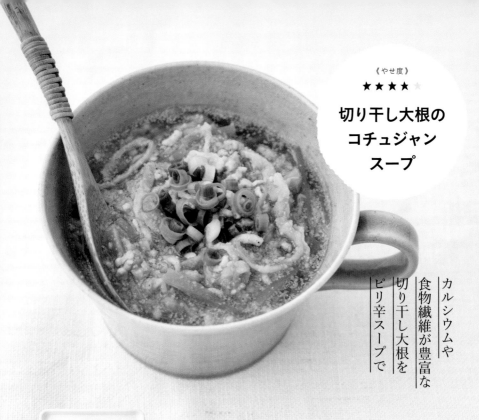

切り干し大根の
コチュジャン
スープ

カルシウムや
食物繊維が豊富な
切り干し大根を
ピリ辛スープで

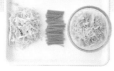

162kcal ｜ たんぱく質 8.8 g ｜ 食物繊維 3.2 g

材料 　1人分

とりひき肉（ざっとほぐす）…… 30 g

切り干し大根（さっと洗って水けを絞る）
　　…… 10 g

にんじん（せん切り）…… 10 g

Ⓐ おろししょうが（チューブ）…… 2㎝
　　白すりごま、焼き肉のたれ
　　　　…… 各大さじ1
　　とりガラスープの素、コチュジャン
　　　　…… 各小さじ1

湯 …… 200㎖

万能ねぎ（小口切り）…… 適量

作り方

1 マグカップにⒶ、
　湯を入れて混ぜる。

2 ひき肉、切り干し大根、
　にんじんを加え、
　電子レンジで約4分加熱する。

3 そのまま約2分待ち、
　万能ねぎをのせる。

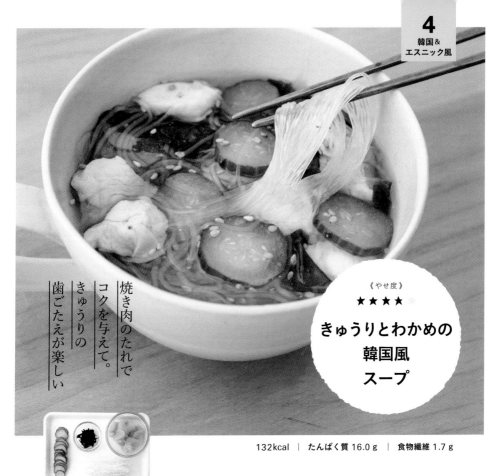

《やせ度》
★★★★☆

きゅうりとわかめの 韓国風 スープ

焼き肉のたれで
コクを与えて。
きゅうりの
歯ごたえが楽しい

132kcal ｜ たんぱく質 16.0 g ｜ 食物繊維 1.7 g

[材料] 1人分

とりささ身（一口大に切る）
　…… 1本（60 g）
きゅうり（薄い輪切り）…… 1/4本
カットわかめ …… 小さじ2（2 g）
緑豆はるさめ（カットタイプ）…… 10 g
Ⓐ ［ 焼き肉のたれ …… 大さじ1
　　とりガラスープの素 …… 小さじ1/2
湯 …… 200㎖
白いりごま …… 適量

[作り方]

1 マグカップにⒶ、
　湯を入れて混ぜる。

2 はるさめ、ささ身、わかめ、
　きゅうりを加え、電子レンジで
　約3分30秒加熱する。

3 そのまま約2分待ち、
　白ごまをふる。

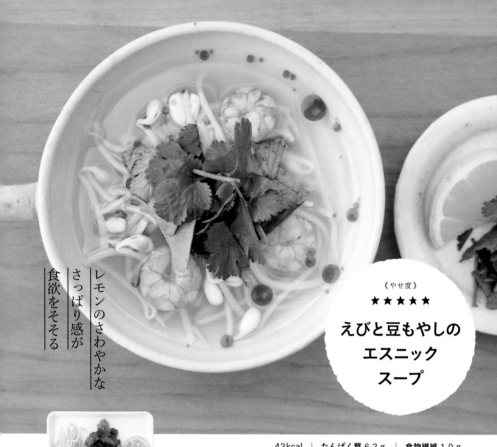

レモンのさわやかな
さっぱり感が
食欲をそそる

《やせ度》
★★★★★

えびと豆もやしの
エスニック
スープ

43kcal ｜ たんぱく質 6.3 g ｜ 食物繊維 1.0 g

| 材料 | 1人分

冷凍むきえび（流水で表面の氷をとる）
　　…… 4尾（25 g）
豆もやし …… 20 g
パクチー（3〜4㎝長さに切る）…… 5 g
Ⓐ ┌ とりガラスープの素、レモン汁
　　│　　…… 各小さじ1
　　└ 塩、こしょう …… 各少々
湯 …… 200㎖
ラー油…… 適量
レモンのくし形切り …… 1切れ

| 作り方 |

1 マグカップにⒶ、
　　湯を入れて混ぜる。

2 むきえびを凍ったまま、
　　豆もやしを加え、
　　電子レンジで約3分加熱する。

3 パクチーをのせてラー油をかけ、
　　レモンを添える。

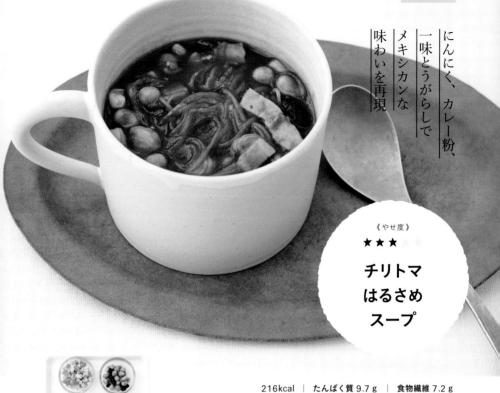

にんにく、カレー粉、
一味とうがらしで
メキシカンな
味わいを再現

《やせ度》
★★★

**チリトマ
はるさめ
スープ**

216kcal ｜ たんぱく質 9.7ｇ ｜ 食物繊維 7.2ｇ

材料 1人分

ベーコン(1cm幅に切る) …… 15ｇ

ミックスビーンズ …… 30ｇ

冷凍ミックスベジタブル …… 30ｇ

緑豆はるさめ(カットタイプ) …… 10ｇ

Ⓐ「 おろしにんにく(チューブ) …… 1cm

洋風スープの素(顆粒) …… 小さじ1

カレー粉、一味とうがらし
　　　…… 各小さじ1/4

オレガノ(あれば) …… 少々

トマトジュース(食塩不使用) …… 200㎖

作り方

1 マグカップに Ⓐ、
トマトジュースを入れて混ぜる。

2 はるさめ、ベーコン、
ミックスベジタブルを凍ったまま、
ミックスビーンズを加え、
電子レンジで約3分加熱する。

3 そのまま約2分おき、
よく混ぜる。

私のスープダイエット
成功までの道のり

病気治療のための減塩生活で、食生活の大切さを実感

　小学生のころに IgA 腎症という難病を患い、治療には薬物療法、運動制限に加え、塩分制限が必要になりました。母はまず、みそを減塩みそに変えてみそ汁を作り、それから塩分濃度計を使って、工夫しながら減塩料理を作ってくれました。この生活を続けて約1年、徐々に体調がよくなっていきました。

　病気になるまでは、好き嫌いが多く、肉しか食べなかった私ですが、この病気を治すためと自分自身に言い聞かせ、苦手だった魚や野菜も食べるようになりました。薬が必要なくなってからもしばらく減塩食を続け、中学生になると、友だちと同じ給食が食べられるようになり、部活もできるほどに回復。そして、すっかり好き嫌いがなくなっていました。この病気の経験から、食生活の大切さに気づかされました。

夫の経験を思い出し、スープダイエットをスタート

　「食べることは生きること。自分自身の体はもちろん、人のために役に立つことをしたい」という思いが強くなり、大学で栄養学を勉強し、卒業後、管理栄養士国家試験に合格。管理栄養士として保育園、病院に勤務しましたが、結婚を機に退職し、4年前に息子を出産しました。

　このときに増えた体重は、なんと16kg！　さて、どうやって体重を減らそうかと考えたときに、思い出したのが結婚前に夫が10kg減量し

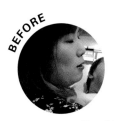

BEFORE

妊娠から出産にかけて増えた体重
は16kgに。出産後もなかなか元
に戻らず…。

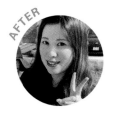

AFTER

スープダイエットをはじめて半年。
少しずつ、でも着実に体重が減り、
肌つやもよくなってきました。

たときのこと。当時、夫はひとり暮らしでまったく自炊をしていなかっ
たのですが、私がスープの作り方を教えてあげると、毎日実践してくれ
ました。すると、体重がみるみる減ったのです。これを私もやるしかな
い！と思い立ち、スープダイエットをスタートしたのです。

無理なく続けられるのが、ダイエット成功のカギ

　1日3食、たんぱく質をしっかりとることを意識しつつ（たんぱく質
の大切さはP.5を参照）、献立には必ずスープをとり入れました。スー
プは毎食作るのがめんどうなので、鍋でまとめて大量に作り、飽きない
ようにカレー粉や一味とうがらし、チーズなどで味変。挫折しないよ
う、週に1度はチートデイを設け、好きなものを好きなだけ食べました。
こうして半年後、ダイエットは無事成功！　今も体重がキープできてい
るのは、「基本の食事にスープをプラス」というやり方が、無理なく続け
られるものだからだと思います。

　ダイエット中は、鍋で作るスープをInstagramで投稿していました
が、「食べ飽きませんか？」と聞かれることもけっこうありました。そこ
で、私のスープダイエットのメソッドをとり入れた、1人分のレンチン
スープを投稿すると、「味のバリエーションがたくさんあって、続ける
のがラク」と、うれしいコメントを多くいただきました。私も実際にひ
とりランチのときなどに作り、その手軽さを実感。ダイエットに失敗し
続けている人にこそ、ぜひやってみてほしいなと思っています。

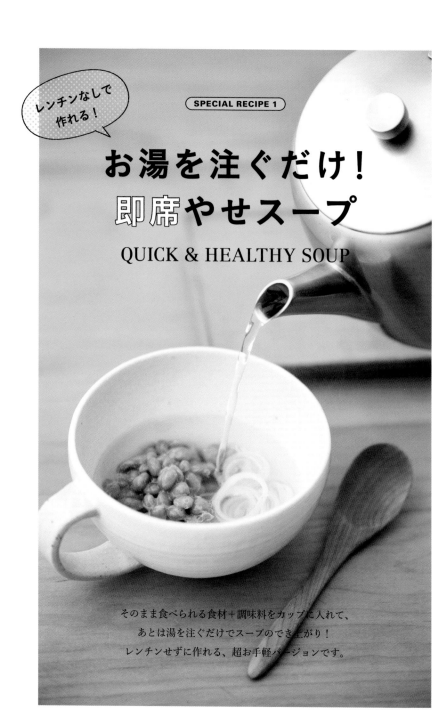

レンチンなしで
作れる！

お湯を注ぐだけ！
即席やせスープ

QUICK & HEALTHY SOUP

そのまま食べられる食材＋調味料をカップに入れて、
あとは湯を注ぐだけでスープのでき上がり！
レンチンせずに作れる、超お手軽バージョンです。

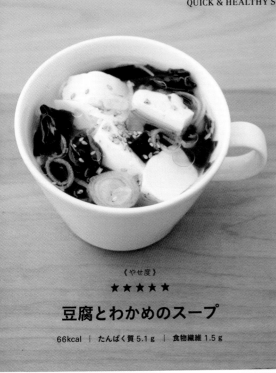

《やせ度》
★★★★★

豆腐とわかめのスープ

66kcal │ たんぱく質 5.1 g │ 食物繊維 1.5 g

仕上げのごま油の香りが
食欲を刺激

材料　1人分

Ⓐ ┌ 絹ごし豆腐 …… 80 g
　　カットわかめ
　　　　…… 小さじ1（1 g）
　　長ねぎ（小口切り）…… 5cm
　　とりガラスープの素
　　└　…… 小さじ1
湯 …… 200㎖
白いりごま …… 適量
ごま油 …… 少々

作り方

マグカップにⒶを入れ、湯を注ぐ。
豆腐をくずしながら混ぜ、
白ごま、ごま油をかける。

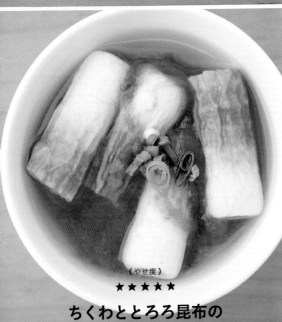

《やせ度》
★★★★★

ちくわととろろ昆布の
うまみスープ

61kcal │ たんぱく質 5.7 g │ 食物繊維 0.4 g

ちくわ、とろろ昆布の
うまみがあふれる

材料　1人分

Ⓐ ┌ ちくわ（半分に切る）
　　　　…… 2本
　　とろろ昆布
　　　　…… ひとつまみ（1 g）
　　└ 昆布茶 …… 小さじ1
湯 …… 200㎖
万能ねぎ（小口切り）…… 適量

作り方

マグカップにⒶを入れ、湯を注ぐ。
よく混ぜ、万能ねぎをのせる。

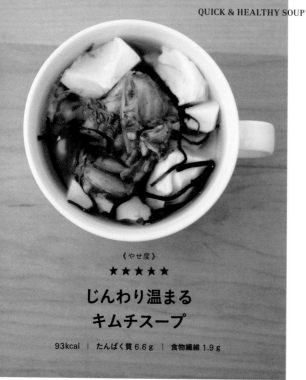

《やせ度》
★ ★ ★ ★ ★

じんわり温まる
キムチスープ

93kcal ｜ たんぱく質 6.6 g ｜ 食物繊維 1.9 g

キムチの辛みで
体温が上がってポカポカに

材料 1人分

Ⓐ 絹ごし豆腐 …… 80 g
塩昆布 …… 大さじ1（5 g）
焼き肉のたれ …… 大さじ1
とりガラスープの素
　　…… 小さじ1
湯 …… 200ml
白菜キムチ（カットタイプ）
　　…… 20 g

作り方

マグカップにⒶを入れ、湯を注ぐ。
豆腐をくずしながら混ぜ、
キムチをのせる。

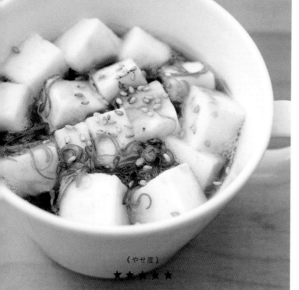

《やせ度》
★ ★ ★ ★ ★

朝食でスッキリ！
めかぶスープ

67kcal ｜ たんぱく質 5.4 g ｜ 食物繊維 1.3 g

水溶性食物繊維が
豊富な海藻がお通じにいい

材料 1人分

Ⓐ はんぺん（8mm角に切る）
　　…… 40 g
めかぶ（味つき）
　　…… 1パック（35 g）
とりガラスープの素、
　　しょうゆ …… 各小さじ1
湯 …… 200ml
白いりごま …… 適量
ラー油 …… 適量

作り方

マグカップにⒶを入れ、湯を注ぐ。
よく混ぜ、白ごま、
ラー油をかける。

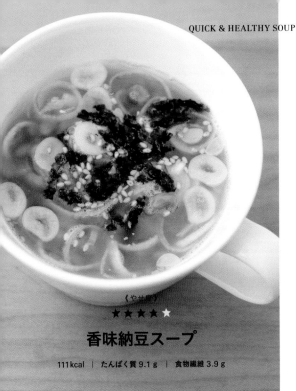

《やせ度》
★★★★☆

香味納豆スープ

111kcal ｜ たんぱく質 9.1ｇ ｜ 食物繊維 3.9ｇ

優秀なたんぱく質源
＆発酵食品の納豆で

材料 1人分

Ⓐ 納豆（付属のたれを加える）
　　…… 1パック（50ｇ）
長ねぎ（小口切り）…… 5㎝
とりガラスープの素
　　…… 小さじ1/2

湯 …… 200㎖
韓国のり（フレーク）、白いりごま
　　…… 各適量

作り方

マグカップにⒶを入れ、湯を注ぐ。
よく混ぜ、韓国のり、
白ごまをかける。

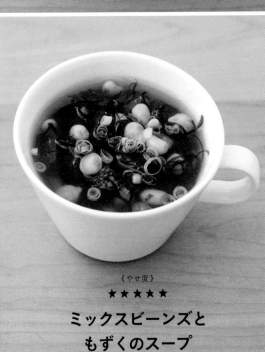

《やせ度》
★★★★★

ミックスビーンズと
もずくのスープ

94kcal ｜ たんぱく質 6.1ｇ ｜ 食物繊維 3.9ｇ

もずく酢の酸味を
調味に生かしてさっぱりと！

材料 1人分

Ⓐ ミックスビーンズ …… 30ｇ
もずく酢 …… 1パック（60ｇ）
とりガラスープの素、
　　しょうゆ …… 各小さじ1

湯 …… 100㎖
万能ねぎ（小口切り）…… 適量

作り方

マグカップにⒶを入れ、湯を注ぐ。
よく混ぜ、万能ねぎをのせる。

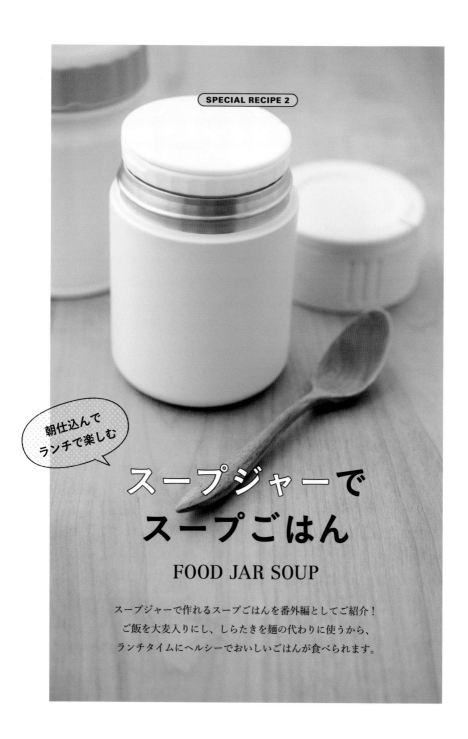

朝仕込んで
ランチで楽しむ

スープジャーで
スープごはん

FOOD JAR SOUP

スープジャーで作れるスープごはんを番外編としてご紹介！
ご飯を大麦入りにし、しらたきを麺の代わりに使うから、
ランチタイムにヘルシーでおいしいごはんが食べられます。

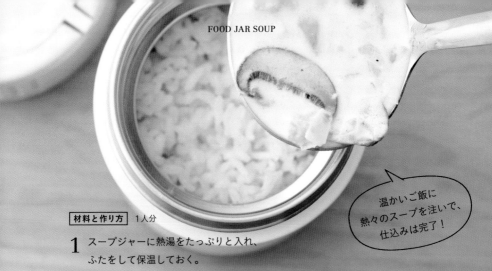

温かいご飯に
熱々のスープを注いで、
仕込みは完了！

材料と作り方 1人分

1 スープジャーに熱湯をたっぷりと入れ、
ふたをして保温しておく。

2 直径18cmの耐熱ボウルに鮭フレーク20g、玉ねぎ（粗みじん切り）20g、
マッシュルーム（薄切り）20g、ピザ用チーズ20g、洋風スープの素（顆粒）小さじ1、
粉チーズ大さじ3、粗びき黒こしょう適量、豆乳（成分無調整）200mlを順に入れ、
電子レンジで約5分加熱する。

3 スープジャーの湯を捨て、温かい大麦入りご飯80g、2を入れる。
ふたをして3時間以上保温して、6時間以内に食べる。

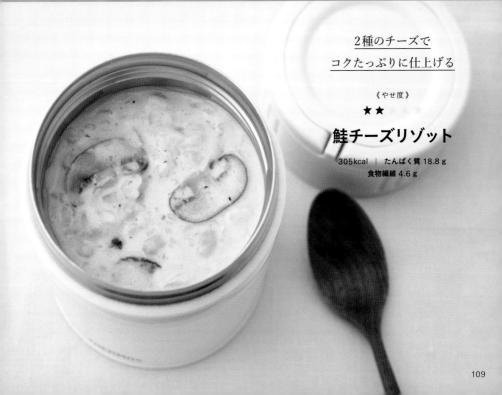

2種のチーズで
コクたっぷりに仕上げる

《やせ度》
★★☆☆☆

鮭チーズリゾット

305kcal ｜ たんぱく質 18.8g
食物繊維 4.6g

《やせ度》
★★★★☆

しょうが香る雑炊

155kcal ｜ たんぱく質 6.5 g ｜ 食物繊維 4.4 g

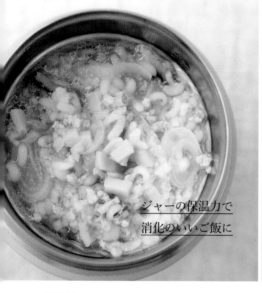

ジャーの保温力で
消化のいいご飯に

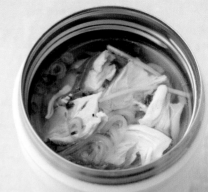

ダイエット中でも
〝ラーメン〟気分が楽しめる

《やせ度》
★★★★☆

ヘルシーとり塩麺

158kcal ｜ たんぱく質 30.1 g ｜ 食物繊維 6.7 g

材料と作り方 1人分

1 スープジャーに熱湯をたっぷりと入れ、
ふたをして保温しておく。

2 直径18cmの耐熱ボウルに
豚ひき肉20 g、エリンギ（5mm角に切る）
20 g、長ねぎ（小口切り）5cm、
おろししょうが（チューブ）2cm、
とりガラスープの素小さじ1、湯200mℓ
を順に入れ、混ぜて肉をほぐす。
電子レンジで約4分加熱する。

3 スープジャーの湯を捨て、
温かい大麦入りご飯80 g、2を入れる。
ふたをして3時間以上保温して、
6時間以内に食べる。

材料と作り方 1人分

1 スープジャーに熱湯をたっぷりと入れ、
ふたをして保温しておく。

2 しらたき200 gはさっと洗って水けを
きり、直径18cmの耐熱ボウルに入れる。
電子レンジで約2分加熱し、
水けをよくきって食べやすく切る。

3 とりささ身2本（120 g）は耐熱皿にのせて
酒大さじ1をふり、ふんわりとラップを
かけ、電子レンジで約2分加熱する。
粗熱をとり、食べやすくほぐす。

4 スープジャーの湯を捨て、とりガラ
スープの素小さじ1、ごま油小さじ1/2、
塩小さじ1/4、粗びき黒こしょう適量、
湯200mℓを順に入れて混ぜる。2、3、
長ねぎ（小口切り）5cm、水菜（5cm長さに
切る）20 gを加える。ふたをして3時間
以上保温して、6時間以内に食べる。

低カロ食材しらたきを
麺代わりに

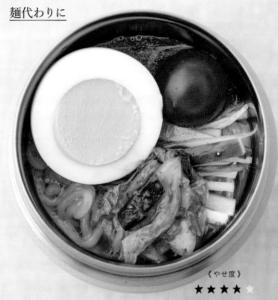

《 やせ度 》
★★★★☆

罪悪感ゼロ冷麺

137kcal │ たんぱく質 9.0 g │ 食物繊維 6.3 g

材料と作り方 1人分

1 スープジャーに氷をたっぷりと入れ、ふたをして保冷しておく。

2 しらたき200 gはさっと洗って水けをきり、
直径18cmの耐熱ボウルに入れる。電子レンジで約2分加熱し、
水けをよくきって食べやすく切る。

3 ボウルをきれいにし、とりガラスープの素小さじ1、砂糖小さじ1/2、
湯大さじ1を入れて溶き混ぜる。しょうゆ、酢各小さじ1、
ごま油小さじ1/2、冷水150mlを加え、さらに混ぜる。

4 1の氷を取り出し、2、3を入れる。きゅうり(せん切り) 20 g、
白菜チムチ(カットタイプ) 20 g、ミニトマト1個、
ゆで卵(固ゆで) 1/2個をのせる。ふたをして6時間以内に食べる。

マグカップに材料を入れてチンするだけ！

1人分 ラクやせ レンチンスープ

2023年5月31日　初版発行

著者　ラクやせスープ りの

発行者　山下直久

発行　株式会社KADOKAWA
〒102-8177　東京都千代田区富士見2-13-3
電話0570-002-301(ナビダイヤル)

印刷・製本　凸版印刷株式会社

お問い合わせ
https://www.kadokawa.co.jp/
（「お問い合わせ」へお進みください）

※内容によっては、お答えできない場合があります。
※サポートは日本国内のみとさせていただきます。
※Japanese text only

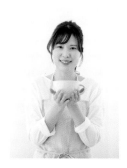

ラクやせスープ りの

福岡市在住。北海道出身。3人暮らしで子育て中の母。幼少期の持病をきっかけに、管理栄養士の夢を持つ。大学卒業後、管理栄養士国家資格取得。保育園や病院で実務経験を積む。産後、SNSを中心に活動を始める。ダイエット経験を活かした、ダイエットスープがInstagramで人気に。電子レンジや鍋で作る、手軽でおいしいレシピを日々発信中。

Instagram：@ rino_soup

. . . .

STAFF

デザイン　　　　高橋倫代
撮影　　　　　　豊田朋子
スタイリング　　中村弘子
イラスト　　　　オオカワアヤ
校正　　　　　　新居智子、根津桂子
調理アシスタント　三好弥生
取材・文　　　　田子直美
編集　　　　　　山田直子(KADOKAWA)
撮影協力　　　　UTUWA